湿疹皮炎与皮肤过敏反应诊疗系列丛书

荨麻疹的诊断与治疗
Diagnosis and Treatment of Urticaria

丛书总主编　李邻峰

分册主编　　杨　敏　陈玉迪

参编人员　　（按姓氏笔画排序）

刘　琬　孙凯律　李　博

杨　坤　杨　敏　张秋鹏

陈玉迪　高小曼

U0256752

北京大学医学出版社

XUNMAZHEN DE ZHENDUAN YU ZHILIAO

图书在版编目（CIP）数据

荨麻疹的诊断与治疗 / 杨敏，陈玉迪主编 . —北京：北京大学医学出版社，2023.7

（湿疹皮炎与皮肤过敏反应诊疗系列丛书 / 李邻峰主编）

ISBN 978-7-5659-2877-2

Ⅰ.①荨… Ⅱ.①杨… ②陈… Ⅲ.①荨麻疹－诊疗 Ⅳ.① R758.24

中国国家版本馆 CIP 数据核字（2023）第 057826 号

荨麻疹的诊断与治疗

分册主编：杨　敏　陈玉迪
出版发行：北京大学医学出版社
地　　址：（100191）北京市海淀区学院路 38 号　北京大学医学部院内
电　　话：发行部 010-82802230；图书邮购 010-82802495
网　　址：http：//www.pumpress.com.cn
E-mail：booksale@bjmu.edu.cn
印　　刷：北京信彩瑞禾印刷厂
经　　销：新华书店
责任编辑：袁帅军　　责任校对：靳新强　　责任印制：李　啸
开　　本：710 mm×1000 mm　1/16　印张：5.75　字数：86 千字
版　　次：2023 年 7 月第 1 版　2023 年 7 月第 1 次印刷
书　　号：ISBN 978-7-5659-2877-2
定　　价：39.00 元
版权所有，违者必究
（凡属质量问题请与本社发行部联系退换）

丛书总主编简介

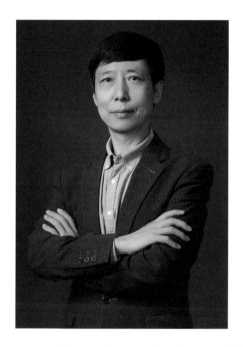

李邻峰（曾用名：李林峰），教授，主任医师，博士生导师。

现任首都医科大学附属北京友谊医院皮肤性病科主任，北京友谊医院过敏与临床免疫诊治中心主任。1982—1988 年在北京医科大学（现北京大学医学部）获医学学士学位，1988—1992 年在北京医科大学获医学博士学位。1992—2014 年在北京大学第三医院皮肤科历任副教授、教授、科主任，皮肤性病学研究室主任，北京大学皮肤性病中心副主任。1995—1998 年在美国伊利诺伊大学皮肤病学系及遗传学系任客座副教授。临床专业特长：皮肤性病，尤其是特应性皮炎、湿疹、接触性皮炎、皮肤过敏的临床诊治及科学研究。曾获美国芝加哥皮肤病协会研究基金奖。目前已主编著作 11 部，参编多部。发表中英文论文 250 余篇，医学科普文章数十篇。自 1994 年起，一直担任全国湿疹皮炎与皮肤变态反应学习班主讲。

兼任中国中药协会皮肤病药物研究专业委员会主任委员，中国老年保健医学研究会皮肤科分会主任委员，中国医师协会皮肤科医师分会过敏性疾病专业委员会副主任委员，中国人体健康科技促进会皮肤病专业委员会副主任委员，中华中医药学会皮肤科分会常委，中华预防医学会皮肤病与性病预防与控制专业委员会常委，中国中西医结合学会皮肤性病专业委员会常委及该委员会环境与职业性皮肤病（湿疹皮炎）学组组长，中国医疗保健国际交流促进会皮肤医学分会常委及该分会皮炎学组组长，中国免疫学会皮肤免疫分会常委，中国研究型医院学会皮肤科学专业委员会常委，世界华人皮肤科医师协会常委，中国整形美容协会化妆品评价专业委员会常委，北京中西医结合学会环境与健康专业委员会主任委员、医学美容专业委员会常委和皮肤性病专业委员会常委，北京整合医学学会皮肤科分会会长，北京医学会皮肤性病学分会常委，以及《中华皮肤科杂志》编委等。

分册主编简介

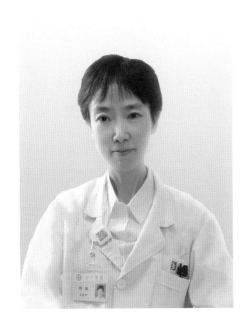

　　杨敏，北京医院皮肤科主任医师，北京大学医学部副教授。2009年获北京大学医学部博士学位。长期从事皮肤科临床工作，经验丰富。近年来致力于皮肤科常见病荨麻疹、湿疹等过敏性疾病的研究。近10年来以第一作者身份在皮肤科中英文期刊发表论文30余篇。参与多部皮肤科书籍的编著和翻译。在网上和杂志上发表医学科普文章20余篇。

　　兼任北京中西医结合学会皮肤性病专业委员会委员，中国医疗保健国际交流促进会皮肤病学专业委员会委员以及中国中药协会皮肤病药物研究专业委员会常务委员。

分册主编简介

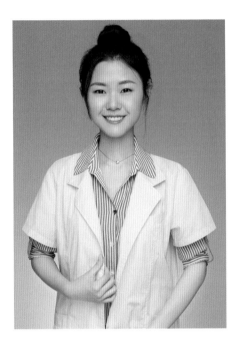

陈玉迪，皮肤性病学博士，2020年毕业于北京大学医学部。现工作于北京医院皮肤科。长期专注于过敏性皮肤病，尤其是慢性荨麻疹和特应性皮炎的临床诊治及科学研究。以第一作者身份于 *J Allergy Clin Immunol Pract*、*World Allergy Organ J*、*Ann Allergy Asthma Immunol*、《中华皮肤科杂志》等期刊发表论文 10 余篇，其中 5 篇被 SCI 收录。发表医学科普文章数十篇。曾于全球变态反应和哮喘欧洲协作组（GA^2LEN）全球荨麻疹论坛、中国医师协会皮肤科医师年会、中华医学会全国皮肤性病学术会议、中国医师协会变态反应医师年会等学术会议完成会议报告，参与北京医院皮肤病理和临床论坛筹备与会议发言工作等。

前　言

　　荨麻疹是临床上非常常见的过敏性疾病，且发病率逐年递增。人群中总患病率为 15% ~ 30%，其中 20% 为慢性荨麻疹。

　　荨麻疹的病因和发病机制十分复杂，因此对于大多数慢性荨麻疹患者来说，彻底治愈 / 自愈需要一个漫长（数年甚至数十年）的过程。但该疾病通过安全有效的抗组胺药等治疗，绝大多数症状是可以缓解或消除的，从而可明显减轻患者的痛苦，不至于干扰患者日常的学习和工作。然而，反复发作、久治不愈的临床过程还是会严重影响患者的情绪和身心健康。

　　荨麻疹的诊断主要依靠主观症状和皮损形态，目前临床上开展的荨麻疹相关的实验室检查主要是为了寻找病因或明确疾病类型（如诊断冷接触性荨麻疹的冰块试验等）。

　　急性荨麻疹的治疗原则是尽早明确病因，对因根治。慢性荨麻疹的治疗原则是用最小的代价完全控制症状，提高生活质量，治疗过程中不能减药过快，应以完全消除瘙痒和红斑风团为开始减量的契机。

　　本书是作者在广泛收集本领域国内外最新研究进展的基础上，结合自身临床经验，总结而成。本书全面论述了荨麻疹相关的知识：包括荨麻疹的发病机制、分类与临床特征、诊断流程与方法、鉴别诊断、病情评估体系（包括患者报告结局评分系统和激发试验）以及荨麻疹的治疗策略。本书文字简洁、内容丰富，既有荨麻疹领域的基础知识，又包含国内外相关领域最新进展，还有贴近临床的诊疗策略与方法。本书适合各级皮肤科医师、变态反应工作者、全科医师及社区医疗卫生工作人员阅读，也可为患者提供参考。

杨　敏

2023 年 4 月

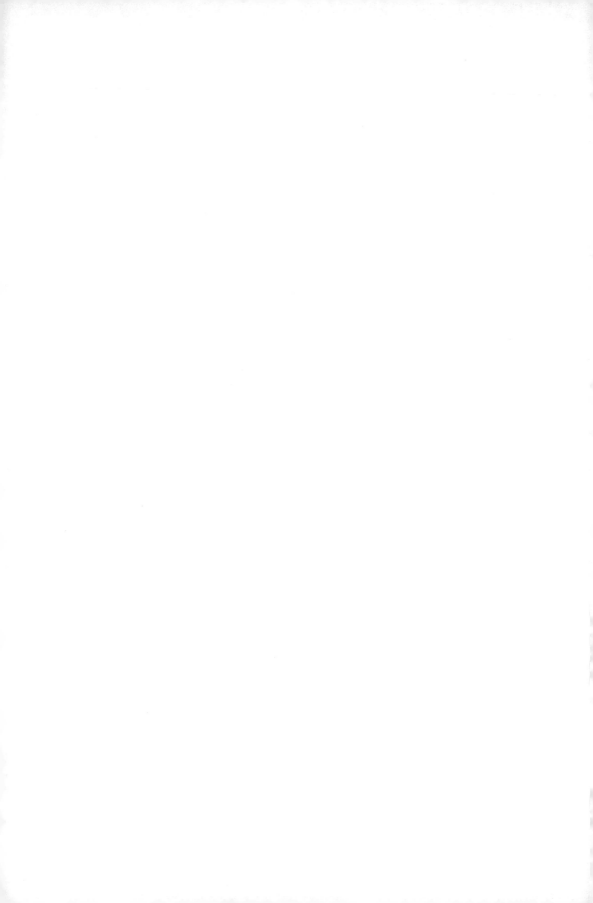

目　录

第一章

荨麻疹概述

一、基本概念

荨麻疹俗称风疹块或风团，是临床上非常常见的过敏性疾病，表现为24 h内能自行消退的大小、形状不一的风团和（或）红斑，常伴剧烈瘙痒或刺痒、刺痛感。风团可呈红色、苍白色或皮色，其组织学改变为血管渗透性增加导致血浆渗漏而引起的真皮浅层水肿。红斑可单独存在或围绕风团出现，其组织学表现为小血管扩张和充血。

二、病因概述

大多数急性荨麻疹是由Ⅰ型变态反应介导的，而慢性荨麻疹的病因极其复杂，只有极少数慢性荨麻疹与Ⅰ型变态反应相关。

三、分类概述

与由欧洲变应性反应与临床免疫学会（EAACI）、全球变态反应和哮喘欧洲协作组（GA^{2}LEN）、欧洲皮肤病学论坛（EDF）以及世界过敏组织（WAO）共同制定的荨麻疹国际诊疗指南一致，2022版中国指南也将荨麻疹根据病程分为急性荨麻疹（6周及6周以内）和慢性荨麻疹（每周发作2次及以上，持续＞6周）；另外，根据诱因的不同又分为自发性荨麻疹和诱导性荨麻疹。而针对慢性诱导性荨麻疹，又进一步细分为物理性荨麻疹

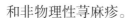

和非物理性荨麻疹。

四、鉴别概述

荨麻疹主要应与荨麻疹性血管炎、荨麻疹型药疹、丘疹性荨麻疹、色素性荨麻疹、某些伴有荨麻疹样皮损的综合征及严重过敏反应等相鉴别。

五、治疗概述

由于荨麻疹属于一种具有一定自限性的疾病，对症治疗控制症状，减少其对患者生活质量的影响，是当前治疗本病的主要目的和措施。一线治疗为副作用最小的第二代非镇静抗组胺药，二线治疗可以有以下选择：更换其他第二代抗组胺药、联合其他第二代抗组胺药、联合第一代抗组胺药或 H_2 受体拮抗剂或白三烯受体拮抗剂，或者在与患者充分沟通并获得同意的情况下将第二代抗组胺药的剂量加倍。若二线治疗仍无效，最后考虑应用环孢素或奥马珠单抗联合第二代抗组胺药进行治疗。

第2节 流行病学

一、发病率

荨麻疹是一种全球人口均可罹患且发病率逐年递增的皮肤黏膜疾病，人群中的总患病率为15%～30%，其中20%的患者为慢性荨麻疹。也有报道称，20%～45%的急性荨麻疹会演变为慢性荨麻疹。1/3的患者同时有皮肤风团和血管性水肿症状，30%～40%的患者仅有皮肤风团症状，10%～20%的患者只出现血管性水肿症状。不同国家、地区由于环境、感染或变应原等因素的差异导致发病率各不相同。不同类型的荨麻疹的终生患病率为1%～24%；在欧洲，急性荨麻疹的终生患病率为12%～24%，时点患病率为0.1%～0.6%。在美国，一项大样本的临床数据统计显示慢性荨麻疹1年内的患病率为0.08%；而欧洲为0.38%～0.8%。另有研究报道，获得性冷接触性荨麻疹的发病率为0.05%。有报道称胆碱能性荨麻疹在年轻人群中的发病率为 4.16% ～ 11.2%，发病高峰年龄为 10 ～ 29 岁。韩国学者报道血管性水肿的发病率为 0.027%。

二、好发人群

多数类型荨麻疹的女性发病率高于男性，如多数调查显示慢性自发性荨麻疹女性和男性的发病比例约为 2∶1，但在老年和儿童人群中男女患病率的差异报道较少；而对于迟发性压力性荨麻疹和胆碱能性荨麻疹，男性患者则多于女性患者。慢性荨麻疹好发年龄为 25 ～ 55 岁，其实任何年龄均可能患病。总体而言，荨麻疹在儿童中的患病率低于成人，为 3.4% ～ 5.4%。某研究统计在儿科每 100 000 个就诊人次中，就有 2 ～ 73 例为急性荨麻疹。在英国的相关研究报道中，儿童慢性荨麻疹的患病率为 0.1% ～ 0.3%。

三、病程特点

50% 的慢性荨麻疹患者病程＜ 2 年，不到 20% 的患者病程＞ 10 年，尤以物理性荨麻疹的病程相对较长。一项调查显示，仅 16% 的物理性荨麻疹患者的症状能在 1 年后消失。

第3节　疾病负担

一、经济负担

慢性荨麻疹病因复杂，患者会进行各种也许是不必要的实验室检查以寻找病因，另外由于病程漫长，患者常需要反复地误工就医和进行持续的药物治疗，而对于常规治疗疗效欠佳的患者，甚至需要使用副作用较大的免疫抑制剂如环孢素和价格昂贵的生物制剂如奥马珠单抗。两项国外研究显示，荨麻疹患者每年的治疗花费可高达 1750 ～ 2050 美元。以上这些都会给患者带来沉重的经济负担。

二、对生活质量的影响

慢性荨麻疹由于多年不愈甚至持续数十年，会严重影响患者的生活质量，包括引起睡眠障碍、性生活障碍、日常生活及运动受限等以及降低学习工作效率，超过 30% 的患者还会产生焦虑、抑郁情绪，从而进一步降低健康相关的生活质量（health-related quality of life，HRQoL）。对慢性荨麻疹患者的各种问卷调查发现，这些患者的生活质量下降程度较过敏性鼻炎、哮喘患者更为明显。相关研究显示，荨麻疹发作对患者生活的干扰以及导致生理和心理的危害包括以下诸多方面：影响工作、社交和体育锻炼，过多占用空闲时间，入睡障碍，半夜痒醒，由于睡眠质量欠佳白天参加各种活动会感到疲乏，明显的症状发作给患者带来异常的窘迫感，在公共场合发作面临尴尬境遇，对药物副作用的担心，过度的饮食限制，等等。

主要参考文献

[1] 中华医学会皮肤性病学分会荨麻疹研究中心.中国荨麻疹诊疗指南（2022版）[J].中华皮肤科杂志，2022，55（12）：1041-1049.

[2] Zuberbier T，Abdul Latiff AH，Abuzakouk M，et al. The International EAACI/GA2LEN/EuroGuiDerm/APAAACI Guideline for the definition，classification，diagnosis and management of urticaria [J]. Allergy，2022，77（3）：734-766.

[3] Gonçalo M，Gimenéz-Arnau A，Al-Ahmad M，et al. The global burden of chronic urticaria for the patient and society [J]. Br J Dermatol，2021，184（2）：226-236.

（撰写：杨敏　审校：陈玉迪　杨敏）

第二章
荨麻疹的发病机制

第1节　肥大细胞及相关概念

一、肥大细胞

肥大细胞（mast cell）是荨麻疹发病的主要效应细胞。肥大细胞广泛分布于全身，但不同组织、器官中的肥大细胞的表型和对刺激的反应各不相同。大部分皮肤组织的肥大细胞都含有中性类胰蛋白酶和糜蛋白酶，然而位于肠黏膜、齿龈壁和鼻黏膜的肥大细胞仅含有类胰蛋白酶。但是这两种类型的肥大细胞都表达高亲和力 IgE 受体（high affinity IgE receptor，FcεR I ），因此均可参与 IgE 依赖性的过敏反应。关于荨麻疹发病中肥大细胞的数量问题，目前仍存在争议，但已达成共识的是——荨麻疹患者的肥大细胞的活性会提高，使其更容易在某些刺激因素作用下发生脱颗粒反应。

二、脱颗粒

脱颗粒（degranulation）通常是指肥大细胞膜上邻近的两个或多个高亲和力 IgE 受体（FcεR I ）的交联而导致的一系列钙依赖和能量依赖性反应，从而导致肥大细胞内已储存的颗粒与细胞膜融合进而分泌内容物的过程。

经典的速发型超敏反应是由脱颗粒刺激物——特定的变应原与特异性 IgE 结合进而诱导脱颗粒，其他公认的免疫性脱颗粒刺激物质还包括抗 IgE 和抗 FcεR I 的自身抗体。其他非免疫性的刺激物包括阿片剂、C5a、过敏毒素、神经肽（如 P 物质）等，它们也可通过与特殊受体作用而直接引起肥大细胞脱颗粒。

三、脱颗粒炎症介质

（一）组胺

肥大细胞颗粒内含有成熟的炎症介质，其中最重要的是组胺。组胺是细胞内的组氨酸经脱羧酶作用而形成的胺类，其以预成的方式主要储存在肥大细胞的分泌颗粒中，与肝素蛋白多糖和（或）蛋白质上的羧基以离子键形式结合，处于非活性状态，当机体受到免疫原或其他理化因素刺激时，细胞发生脱颗粒，组胺被释出。组胺通过与组胺受体结合发挥作用，介导瘙痒、血管扩张、血管壁通透性增加等病理生理学过程。

（二）细胞因子

肥大细胞还可释放多种细胞因子，包括肿瘤坏死因子（tumor necrosis factor，TNF），白介素（interleukin，IL）-3、-5、-6、-8 和 -13 以及粒细胞-巨噬细胞集落刺激因子（granulocyte-macrophage colony stimulating factor，GM-CSF）。激活 FcεRI 可上调上述细胞因子的合成和分泌。

（三）前列腺素和白三烯

花生四烯酸由细胞膜磷脂衍生而来，并通过这一途径合成前列腺素（prostaglandin，PG）和白三烯（leukotriene，LT）。促炎症反应最重要的类花生酸是前列腺素和白三烯 C_4、D_4 和 E_4。前列腺素 E_2（PGE_2）对免疫因素导致的肥大细胞的脱颗粒具有抑制作用，因此是荨麻疹发病机制中具有保护作用的因子。

第 2 节　自身抗体及自身免疫反应

一、自身抗体

约 30% ～ 50% 的荨麻疹患者血清中可检测出功能性自身免疫性 IgE 或 IgG 抗体。该自身抗体通过作用于肥大细胞表面的高亲和力 IgE 受体

（FcεRⅠ），诱导肥大细胞释放组胺（和其他炎性介质）。

二、IgE 自身抗体

患者血清或皮肤组织中存在自身抗原特异性 IgE，如抗甲状腺过氧化物酶的 IgE 自身抗体、抗 dsDNA 的 IgE 自身抗体及抗 IL-24 的 IgE 自身抗体等，由以上自身抗体引发的荨麻疹即为所谓的"Ⅰ型自身免疫型荨麻疹"。这部分患者体内的自身抗原特异性 IgE 可与肥大细胞的高亲和力 IgE 受体（FcεRⅠ）结合，进而活化肥大细胞。最新的研究显示，抗 IL-24 的 IgE 自身抗体在 80% 的慢性荨麻疹患者中均升高，并且其水平与患者的疾病严重程度相关，若该研究的结论能被进一步证实，抗 IL-24 的 IgE 自身抗体有望成为反映慢性荨麻疹疾病严重程度的生物标志物。

三、IgG 自身抗体

部分患者血清中存在 IgG 自身抗体，包括抗 IgE 的 IgG 自身抗体和（或）抗 FcεRⅠ的 IgG 自身抗体。该种类型荨麻疹即为所谓的"Ⅱb 型自身免疫型荨麻疹"。同样，这些 IgG 自身抗体也具有活化肥大细胞的免疫学功能，但以上只有 8% 的慢性荨麻疹患者存在具有免疫学活性自身抗体，这些患者的病情往往更严重，而在疾病的病程、血管性水肿并发率等方面与非Ⅱb 型慢性荨麻疹并无显著差别。

四、自体血清皮肤试验

自体血清皮肤试验（autologous serum skin test，ASST）是目前可用于临床的一种筛查自身免疫性荨麻疹的试验方法，其本质是一种筛查诱导皮肤组胺释放因子的体内试验方法（彩图 2-1）。我国学者关于 ASST 的系统综述显示，ASST 阳性的慢性荨麻疹患者的疾病严重程度会更高，且基线总 IgE 水平也更高；并且这些患者有更高比例合并血管性水肿及甲状腺自身抗体异常。此外，还有研究报道 ASST 阳性的慢性荨麻疹患者若使用奥马珠单抗进行治疗，起效时间相对较慢。

第 3 节 T 细胞及相关细胞因子

尽管目前普遍认为肥大细胞是荨麻疹的核心效应细胞，但荨麻疹患者血清的炎症指标异常及细胞因子表达紊乱提示该疾病存在多通路的炎症反应。细胞因子相关的免疫失衡也越来越为研究者所关注。

一、Th1 细胞及相关细胞因子

Th1 细胞在 IL-12、IFN-γ 等的诱导下产生 TNF-α、IFN-γ、IL-2、IL-3 等细胞因子，从而主要介导针对胞内病原微生物的细胞免疫，但也可通过促进慢性炎症反应过程及参与迟发型超敏反应而在自身免疫性皮肤疾病中发挥作用。

研究提示，慢性荨麻疹患者血清 IFN-γ、TNF-α、IL-2 升高，且其水平与疾病严重程度相关；并且，在 ASST 阳性的患者中，IL-2、TNF-α 显著升高。另外，我国学者的研究提示，与皮肤点刺试验阴性的荨麻疹患者相比，皮肤点刺试验阳性的荨麻疹患者的 Th1 相关细胞因子如 IL-12、IFN-γ 和 IL-2 显著升高，但是这些患者在荨麻疹的疾病活动度、病程及预后上与 ASST 阴性的患者相比是否具有差异性尚有待进一步研究。此外，有研究发现在荨麻疹患者的皮损处，皮肤肥大细胞会产生 TNF-α，进一步提示 TNF-α 可能在疾病发生、发展中发挥重要作用。

二、Th2 细胞及相关细胞因子

Th2 细胞在 IL-4 等的诱导下，产生 IL-5、IL-6、IL-10、IL-13、IL-31 等细胞因子参与体液免疫反应，同时也可介导过敏反应，包括介导 IgE 的产生，在过敏性疾病如特应性皮炎和过敏性哮喘的发病中均发挥重要作用。另外，Th2 相关炎症反应的上游促炎因子包括 IL-25、IL-33、胸腺基质淋巴细胞生成素（thymic stromal lymphopoietin，TSLP）等。

研究显示慢性荨麻疹患者血清 IL-6 水平异常升高，并且其水平在疾病严重程度不同的患者中存在差异，疾病活动度高的患者的 IL-6 水平更高，并且在疾病缓解时 IL-6 水平也会相应下降。患者血液循环中的 IL-6 是否直接参与了荨麻疹的发病过程还是仅为继发性升高尚需深入研究。此外，有研究提示慢性荨麻疹患者的 IL-31 较健康人群升高，但其升高水平与疾病严重程度无关。同时，另有研究报道经奥马珠单抗有效治疗的慢性荨麻疹患者的 IL-31 水平较基线值显著降低。

此外，我国学者研究发现急性荨麻疹常表现为以 Th2 为主的炎症因子表达模式。该研究还发现急性荨麻疹患者中的 IL-10 水平显著增高，而在慢性荨麻疹中 IL-10 不高，研究者认为这可能与 IL-10 在长期的免疫炎症反应过程中被消耗有关。

三、Th17 细胞及相关细胞因子

Th17 细胞可产生 IL-17A、IL-17F、IL-21、IL-22 等细胞因子，由 TGF-β 协同促炎因子如 IL-6、IL-1β 及 TNF-α 等诱导 Th17 细胞分化。而 Th17 细胞的存活则依赖于由巨噬细胞及树突状细胞分泌的 IL-23。

研究显示，在慢性荨麻疹患者的皮损区域 Th17 细胞的数量显著高于正常皮肤区域，因而推测 Th17 细胞也可能在慢性荨麻疹的发病中发挥作用。国外及我国学者的研究均提示慢性荨麻疹患者血清 IL-17、IL-21 及 IL-23 较健康人群升高，且其水平与疾病严重程度相关。并且 ASST 阳性的患者的 IL-17、IL-21、IL-23 的水平较阴性的患者明显升高。

此外，有研究者推测肥大细胞也可能是升高的 IL-17 的重要来源。研究发现，在某些慢性荨麻疹患者的皮损处，肥大细胞的数量会显著增多，而 Th 细胞的数量会相应减少。而已有研究证实在其他慢性炎症性疾病如类风湿性关节炎中，局部病变组织中 IL-17A 的高表达来自于活化的肥大细胞。

第 4 节　凝血-纤溶系统

一、凝血级联反应的激活

嗜酸性粒细胞表面表达低亲和力 IgE 受体（low affinity IgE receptor,

FcεRⅡ/CD23）。已有研究报道在慢性荨麻疹患者血清中检测出抗 FcεRⅡ/CD23 的 IgG 自身抗体。在抗嗜酸性粒细胞的 FcεRⅡ/CD23 的 IgG 自身抗体的直接作用下，或在促炎因子 IL-6 及 TNF-α 等的作用下慢性荨麻疹患者的嗜酸性粒细胞会被激活，从而产生组织因子（tissue factor，TF）。组织因子可激活外源性凝血途径，使凝血酶原转化为凝血酶。凝血酶被证实可直接作用于血管内皮细胞增加血管壁的通透性并诱导肥大细胞脱颗粒，从而在荨麻疹的发病中发挥作用。以往一些使用抗凝药物治疗慢性荨麻疹的成功案例也印证了凝血-纤溶系统参与荨麻疹的发病过程。而凝血酶原激活后产生的凝血酶原片段 1 ＋ 2（prothrombin fragment 1 ＋ 2）及纤维蛋白降解后产生的纤维蛋白降解产物（fibrin degradation products，FDP）和 D- 二聚体在慢性荨麻疹患者体内均会升高。而凝血酶原片段 1 ＋ 2、FDP 和 D-二聚体与疾病严重程度亦具有相关性，且这三项指标的升高还与 CRP 升高有一定关联，提示凝血-纤溶系统与炎症反应过程在慢性荨麻疹的发病中是相互影响、级联放大的关系。

二、D- 二聚体

研究显示，D- 二聚体水平升高的慢性荨麻疹患者使用抗组胺药治疗效果不佳，而对奥马珠单抗及环孢素治疗则显示出良好的反应，在治疗后，患者的 D- 二聚体水平会显著下降。并且，奥马珠单抗或环孢素治疗有效的慢性荨麻疹患者的 D- 二聚体水平下降均与疾病活动度的改善平行，因此部分研究者认为 D- 二聚体可作为监测和评估疗效的辅助指标。

主要参考文献

［1］Bolognia JL，Schaffer JV，Cerroni L. 皮肤病学（第4版）［M］. 朱学骏，王宝玺，孙建方，等译. 北京：北京大学医学出版社，2019.

［2］Kolkhir P，Church MK，Weller K，et al. Autoimmune chronic spontaneous urticaria：what we know and what we do not know［J］. J Allergy Clin Immunol，2017，139（6）：1772-1781.

［3］Schmetzer O，Lakin E，Topal FA，et al. IL-24 is a common and specific autoantigen of IgE in patients with chronic spontaneous urticaria［J］. J Allergy Clin Immunol，2018，142（3）：876-882.

［4］Schoepke N，Asero R，Ellrich A，et al. Biomarkers and clinical characteristics of autoimmune chronic spontaneous urticaria：Results of the PURIST Study ［J］. Allergy，2019，74（12）：2427-2436.

［5］Chen Y，Yu M，Huang X，et al. Omalizumab treatment and outcomes in Chinese patients with chronic spontaneous urticaria，chronic inducible urticaria，or both ［J］. World Allergy Organ J，2021，14（1）：100501.

（撰写：陈玉迪　审校：陈玉迪　杨敏）

第三章
荨麻疹的分类与临床特征

荨麻疹的主要临床表现为风团和（或）血管性水肿，单个风团持续时间多不超过 24 h，常伴瘙痒。严重时还可伴有胸闷、憋气、恶心、呕吐、腹痛、腹泻、发热等全身症状。从病因角度，可将荨麻疹分为自发性与诱导性两类，其中诱导性荨麻疹又可分为物理性与非物理性两类。

第 1 节　自发性荨麻疹

一、基本概念

自发性荨麻疹即风团自行发生而无外部因素诱导的荨麻疹，根据病程长短可分为急性自发性荨麻疹与慢性自发性荨麻疹。

二、急性自发性荨麻疹

急性自发性荨麻疹（acute spontaneous urticaria）起病较急，病程持续时间 ≤ 6 周。患者会有瘙痒症状，很快在瘙痒部位出现大小不等、形状不规则的风团，可伴有或不伴有血管性水肿症状。风团可呈红色、苍白色或皮色，可孤立存在，也可相互融合成片，消退后不留痕迹。可伴有恶心、呕吐、腹痛、腹泻等消化道症状，重者可累及呼吸道，引起呼吸困难，严重者可能会出现过敏性休克表现。

三、慢性自发性荨麻疹

慢性自发性荨麻疹（chronic spontaneous urticaria）反复发作，根据《中

国荨麻疹诊疗指南》（2022版），无明确诱因，每周发作2次及以上，病程持续时间＞6周即为慢性自发性荨麻疹。同样表现为风团、红斑、伴有或不伴有血管性水肿症状，但全身症状一般较轻。风团时多时少，此起彼伏，病程可持续数月甚至数年。

第2节 诱导性荨麻疹

一、基本概念

诱导性荨麻疹根据发病是否与物理因素相关，可分为物理性荨麻疹和非物理性荨麻疹。物理因素包括摩擦、压力、冷、热、振动、日光照射等，非物理因素如接触水源等物质后可诱发荨麻疹。

二、人工荨麻疹

人工荨麻疹又称为皮肤划痕症。表现为用手搔抓或用钝器划过皮肤后数分钟沿划痕出现条状隆起性风团，或在紧束的腰带、袜带、衣领等及其他受摩擦部位出现风团，伴或不伴瘙痒，约0.5 h后自行消退，症状常夜间加重。迟发性皮肤划痕症表现为划痕后数小时在皮肤上出现线状风团和红斑，在6～8 h达到高峰，持续时间一般不超过48 h。皮肤划痕症可持续数周、数月至数年，平均持续2～3年可自愈。

三、冷接触性荨麻疹

冷接触性荨麻疹是一组疾病，其共同特点表现为遇到冷的物体（包括风、液体、空气等）后在接触部位出现风团，包括获得性和家族性两类。

（一）获得性冷接触性荨麻疹

1.原发性 为最常见的冷接触性荨麻疹，可突发于任何年龄，年轻人更常见。在暴露于寒冷后复温的几分钟内出现皮肤瘙痒、灼热感和风团。

皮损通常在风雨天气、接触冰冷的物体或饮用低温液体后出现，多见于面部、手部，严重者身体其他部位也可累及（彩图3-1）。在皮肤受累面积较大时易出现头痛、晕厥和腹痛等系统症状，患者应避免游泳或冷水浴，以免引起休克。该病可持续数月至数年，平均病程为 6～9 年。

2.继发性 某些基础疾病如冷球蛋白血症、冷纤维蛋白原血症、冷溶血素症、巨球蛋白血症、梅毒、结缔组织病和骨髓恶性肿瘤、乙型或丙型病毒性肝炎、传染性单核细胞增多症等患者可发生冷接触性荨麻疹。继发性冷接触性荨麻疹的风团与原发性冷接触性荨麻疹类似，但持续时间可能更长。

（二）家族性冷接触性荨麻疹

家族性冷接触性荨麻疹又称为家族性寒冷性自身炎症综合征（familial cold autoinflammatory syndrome，FCAS），属于 Cryopyrin 蛋白相关周期性综合征。FCAS 为常染色体显性遗传，因编码 Cryopyrin 蛋白的 *NLRP3* 基因或 *NLRP12* 基因发生突变而致病。

四、延迟压力性荨麻疹

延迟压力性荨麻疹表现为受压部位出现深在性疼痛性肿胀，往往延迟至局部受压后 30 min 至 12 h 内出现损害，自觉瘙痒或疼痛。皮损可持续数天。常见受累部位包括腰围处、弹力袜下、掌跖部位及臀部，局部大范围肿胀可类似于血管性水肿。该病可出现系统症状，如寒战、发热、头痛、关节痛、全身不适和轻度白细胞升高等。延迟压力性荨麻疹可单独发生或合并慢性自发性荨麻疹及血管性水肿。该病平均病程为 6～9 年。

五、热接触性荨麻疹

热接触性荨麻疹是一组不同类型的荨麻疹，主要表现为遇到热的物体后在接触部位出现风团。

（一）局限性热接触性荨麻疹

局部皮肤受热后可在数分钟内于接触部位出现风团，伴瘙痒、烧灼感、刺痛感，持续 1 h 左右。少数患者可泛发全身，并伴有乏力、晕厥、头痛、恶心、腹泻等系统症状。热脱敏治疗有效。

（二）延迟性家族性局限性热接触性荨麻疹

幼年发病。风团在受热后 2 h 出现，边缘锐利，于 4 ～ 6 h 最明显，持续 12 h。被动转移试验阴性。

六、日光性荨麻疹

患者通常在紫外线或可见光照射后 5 ～ 10 min 内出现风团，偶而仅出现红斑而无风团，1 ～ 2 h 内消退。皮损只发生于光暴露部位，特别是上胸部和手臂外侧。多数患者伴有瘙痒、灼热感，少数伴有疼痛，严重者可出现畏寒、疲劳、头晕、恶心、支气管痉挛或晕厥，症状可在数小时内消失。有学者根据作用波长将该病分为 4 组：UVB（波长 290 ～ 320 nm）、UVA（波长 320 ～ 400 nm）、可见光（波长 400 ～ 700 nm）和紫外-可见光（波长 290 ～ 700 nm）引起的荨麻疹，多数患者对 UVB 最敏感。

七、振动性血管性水肿

皮肤在振动刺激后数分钟内出现局部红斑和水肿，持续 30 min 左右（彩图 3-2）。振动刺激包括慢跑、毛巾摩擦、使用振动性器械等，患者只要避免振动刺激，就可以正常生活。振动性血管性水肿分为获得性和家族性两类。获得性者往往症状较轻，常和其他物理性荨麻疹合并存在。家族性者为常染色体显性遗传，强大的振动刺激可引起全身泛发性红斑及头痛。

八、胆碱能性荨麻疹

多见于年轻患者，主要由运动、受热、情绪激动、进食热饮或酒精饮料后，躯体深部温度升高，诱发胆碱能性神经冲动而释放乙酰胆碱，再作用于肥大细胞致组胺释放而发病。

（一）临床症状

临床表现为受刺激后数分钟出现直径 1～3 mm 的圆形丘疹样风团，周围有程度不一的红晕，常散发于躯干上部和肢体近心端，互不融合。自觉剧痒、麻刺感或烧灼感，有时仅有剧痒而无皮损，持续 30～90 min，或达数小时之久（彩图 3-3）。少数患者可出现恶心、呕吐、痉挛性腹痛、腹泻、流涎、头痛、头晕、脉缓、瞳孔缩小等全身症状。本病可反复发作数月至数年，但可自行性缓解。

（二）临床检查

以 1∶5000 乙酰胆碱做皮试可在注射处出现风团，周围出现卫星状小风团。皮肤划痕后，也可在划痕处出现小风团。病情控制后被动转移试验阴性。

九、水源性荨麻疹

皮损好发于躯干上半部分，在皮肤接触水的部位立即或几分钟内发生风团、瘙痒，持续时间 30～60 min，与水温无关。汗液、唾液甚至泪液可激发反应。部分病例可有家族史，或伴有特应性疾病，或与胆碱能性荨麻疹伴发。对此型荨麻疹做出诊断前须排除其他类型的物理性荨麻疹。预先用凡士林涂于皮肤可预防风团的发生。

十、接触性荨麻疹

皮肤接触某些变应原后发生红斑、风团，称为接触性荨麻疹。可分为免疫性、非免疫性和机制不明三种类型。

（一）免疫性接触性荨麻疹

此型荨麻疹为Ⅰ型变态反应，由变应原和特异性 IgE 结合后相互作用介导。其临床表现可分为四类：①荨麻疹皮疹局限于接触部位，无远处损害，亦无系统症状；②荨麻疹合并血管性水肿；③荨麻疹合并哮喘、鼻炎、结膜炎、胃肠道功能或吞咽功能障碍；④荨麻疹并发速发过敏。某些食物、动物皮屑、药物、工业化学品、化妆品、乔本科植物、精液等均有报道可引起接触性荨麻疹。

（二）非免疫性接触性荨麻疹

此型荨麻疹不依赖于IgE，由某些物质直接引起，无致敏过程。接触物直接刺激肥大细胞释放组胺、白三烯、类胰蛋白酶，或直接作用于血管壁而引发皮疹。可引起此型荨麻疹的物质有二甲亚砜、烟酸四氢呋喃甲酯、氯化钴、苯佐卡因、某些食物防腐剂和调味品（如苯甲酸、山梨酸、肉桂酸、醋酸、乙醇等）。

（三）机制不明的接触性荨麻疹

此型荨麻疹为兼有免疫性与非免疫性因素的一种混合型，如由接触过硫酸铵等引起。

第3节　血管性水肿

血管性水肿又称巨大荨麻疹，是一种发生于疏松部位的真皮深部和皮下组织或黏膜的局限性水肿，分为获得性和遗传性两类。

一、获得性血管性水肿

好发于组织疏松部位如眼睑、口唇、舌、外生殖器，亦可见于非疏松部位如手足肢端。皮损表现为突发的局限性肿胀，边界不清，呈肤色或淡红色，表面光亮，触之有弹性感，常为单发，偶见多发。瘙痒不明显，偶有轻度肿胀不适或轻度烧灼感。一般持续1～3天可逐渐消退，消退后不留痕迹，但也可在同一部位反复发作。常并发风团，也可单独发生。如累及鼻、咽、喉、口腔黏膜，可引起流涕、呼吸困难、吞咽困难、声音嘶哑，严重者可因喉头水肿窒息而亡。消化道受累时可出现腹痛、腹泻等表现。

二、遗传性血管性水肿

遗传性血管性水肿是具有遗传背景的反复突然发作的血管性水肿。此类型不属于荨麻疹范畴，需注意鉴别（详见第六章）。

（一）临床症状

多数患者在儿童或少年期开始发作，发作突然且频繁，每次发作可持续 2～5 天，往往反复发作至中年甚至持续终身，但中年后发作的频率降低、严重程度减轻。肿胀呈典型的不对称性，常发生在面部或一侧肢体，亦可累及外生殖器。皮损为局限性、非凹陷性皮下水肿，常为单发，不痒，也不出现风团。可累及上呼吸道引起喉头水肿，危及生命。若累及腹腔脏器如胃、肠道、膀胱，发病时表现类似于急腹症，一般 12～24 h 消失。外伤、感染、温度突然变化或情绪突然波动可诱发本病。

（二）分类

遗传性血管性水肿可分为 3 型：Ⅰ 型为 C1 酯酶抑制物（C1 esterase inhibitor，C1INH）形成不足，此型最常见，85% 的患者属于此型；Ⅱ 型为 C1INH 水平正常或增高，而功能缺失；Ⅲ 型与 C1INH 缺陷无关，为 X 连锁显性遗传，仅发生于女性。

第 4 节 其他特殊类型荨麻疹

一、肾上腺素能性荨麻疹

此类荨麻疹的发生与去甲肾上腺素有关。临床表现为小而痒的风团，伴有苍白晕。多于情绪激动后发生，食用咖啡或巧克力等也可诱发。发作时血清儿茶酚胺、多巴胺、去甲肾上腺素及肾上腺素水平可明显升高，而组胺及 5- 羟色胺水平正常。皮内注射去甲肾上腺素诱发风团可协助诊断。

二、食物依赖性运动诱发性过敏反应

食物依赖性运动诱发性过敏反应（food-dependent exercise-induced anaphylaxis，FDEIA）是食物过敏的一种特殊类型。单纯进食致敏食物或者单纯运动均不会导致过敏反应，只有两种因素结合起来才会诱发不同程度的过敏。FDEIA 发病的严重程度可能与摄入的食物过敏原的多少有关，与运动的激烈程度无关，无论轻微运动还是剧烈运动都可诱发。症状多出现在运动后 1 h 内，亦有文献报道 FDEIA 发生在运动后 5 h。轻者可呈荨麻疹样表现，即皮肤瘙痒、风团、口唇或肢体血管性水肿，重者可出现呼吸困难、气管痉挛、喘鸣、窒息、血压下降甚至晕厥、意识丧失。

主要参考文献

［1］张学军，郑捷．皮肤性病学．9 版［M］．北京：人民卫生出版社，2018.

［2］Bolognia JL，Schaffer JV，Cerroni L. 皮肤病学（第 4 版）［M］．朱学骏，王宝玺，孙建方，等译．北京：北京大学医学出版社，2019.

［3］赵辨．中国临床皮肤病学．2 版［M］．南京：江苏凤凰科学技术出版社，2017.

［4］中华医学会皮肤性病学分会荨麻疹研究中心．中国荨麻疹诊疗指南（2022 版）［J］．中华皮肤科杂志，2022，55（12）：1041-1049.

（撰写：李博　孙凯律　审校：陈玉迪　杨敏）

第四章
荨麻疹的相关辅助检查及诊断流程

第1节　相关辅助检查

荨麻疹的诊断主要依赖患者的病史及相应的体格检查，通常不需要做过多的实验室检查。

一、可选用的辅助检查

一般情况下，急性患者可通过检查血常规来初步了解发病是否与感染相关。慢性患者如病情严重、病程较长或对常规剂量的抗组胺药治疗反应差时，可考虑行相关的检查，如血常规、粪便虫卵、肝肾功能、免疫球蛋白、红细胞沉降率、C反应蛋白、补体、相关自身抗体等，以排除感染及风湿免疫性疾病等。必要时可进行变应原筛查、自体血清皮肤试验、幽门螺杆菌感染检测、甲状腺自身抗体测定和维生素D的测定等，以尽可能找出可能的诱发因素。

二、其他特殊检查

诱导性荨麻疹还可根据诱因不同，做皮肤划痕试验、光敏试验、冷热临界阈值检测等，以对病情严重程度进行评估。IgE介导的食物变态反应可提示机体对特定食物的敏感性，其结果对明确荨麻疹发病诱因有一定参考价值。

第2节　诊断流程

一、病史采集

完整的病史采集应包括：病程，风团发作的频率、规律和持续时间，可能的诱发和缓解因素，风团大小、数目、形状及分布，是否合并血管性水肿，是否伴恶心、呕吐、腹痛、腹泻、胸闷及喉梗阻等全身症状，是否自觉瘙痒或疼痛；既往个人史或家族史中的过敏史、感染病史或内脏疾病史、外伤史、手术史、用药史；女性患者发病是否与月经周期相关；心理及精神状况；工作及生活环境；既往的诊断和对治疗的反应等。以上详细的病史采集便于明确诊断、评估病情及了解病因。

二、体格检查

完成视诊、触诊等皮肤科专科检查，也可借助患者发疹时拍摄的照片协助诊断。

三、实验室检查

荨麻疹的诊断通常不需要做过多的实验室检查。一般情况下，急性患者可通过检查血常规初步了解发病是否与感染相关。对于常规治疗效果差、病情严重、迁延不愈的慢性荨麻疹可考虑进行相关实验室检查，包括血常规、C反应蛋白（C-reactive protein，CRP）、总IgE、D-二聚体、红细胞沉降率（erythrocyte sedimentation rate，ESR）、甲状腺功能和相关自身抗体检测等，以尽可能找出可能的致病因素。

四、分类诊断

先判断荨麻疹是急性还是慢性，再判断荨麻疹的诱发类型。对于具有潜在诱导因素的荨麻疹，根据诱导因素的不同再进行分类。

1.判断急、慢性　根据病程是否＞6周分为慢性荨麻疹和急性荨麻疹。

2.判断诱发类型 结合病史和体格检查，可将荨麻疹大致分为自发性荨麻疹、诱导性荨麻疹和其他特殊类型荨麻疹。正确的分类诊断对荨麻疹的规范化管理有着重要意义。分类诊断可明确部分荨麻疹发病的病因和诱因，特别对于诱导性荨麻疹。不同类型的荨麻疹对抗组胺药物治疗的反应差异较大，正确的分类有利于合理的治疗。应注意，同一患者可并存两种或两种以上类型的荨麻疹。

主要参考文献

［1］中华医学会皮肤性病学分会荨麻疹研究中心. 中国荨麻疹诊疗指南（2022版）［J］. 中华皮肤科杂志，2022，52（12）：1041-1049.

［2］Rutkowski K，Grattan C. How to manage chronic urticaria 'beyond' guidelines：a practical algorithm［J］. Clin Exp Allergy，2017，47（6）：710-718.

［3］Zuberbier T，Abdul Latiff AH，Abuzakouk M，et al. The interational EAAC1/GA^{2}LEN/EuroGuiDerm/APAAACI guideline for the definition，classification，diagnosis and management of urticaria［J］. Allergy，2022，77（3）：734-766.

（撰写：张秋鹏　审校：陈玉迪　杨敏）

第五章
荨麻疹的鉴别诊断

荨麻疹的鉴别诊断包括所有具有荨麻疹样表现的皮肤病，如虫咬皮炎（丘疹性荨麻疹）、大疱性类天疱疮早期（如荨麻疹样大疱性类天疱疮）、急性眼睑接触性皮炎（与血管性水肿鉴别）、荨麻疹型药疹或者色素性荨麻疹受摩擦后出现荨麻疹样表现。在所有这些需要鉴别的皮肤病中，特别要注意荨麻疹样表现只是慢性炎症过程（或肥大细胞增生症中的肥大细胞增生）的一部分，而不是真正的荨麻疹。以下列举较常见的几种需要进行鉴别的疾病，相关疾病的详细介绍请见第六、七章。

一、荨麻疹性血管炎

风团持续超过 24 h，瘙痒不明显而有疼痛感，皮损消退后留有色素沉着（彩图 5-1），病理可表现为白细胞碎裂性血管炎，可伴有发热、关节痛、红细胞沉降率增快及低补体血症。

二、荨麻疹型药疹

有明确用药史，皮疹一般较荨麻疹色泽更鲜红，持续时间更长，除瘙痒外可伴有刺痛、触痛，可出现血清病样症状，如发热、关节疼痛、淋巴结肿大、血管性水肿甚至蛋白尿等。

三、丘疹性荨麻疹

丘疹性荨麻疹好发于儿童和青少年，具有过敏体质的人被蚊虫叮咬后发病，也可能与肠道寄生虫、摄入某些食物有关，往往于春夏秋温暖季节发病。常分批发生于腰、背、腹、臀、小腿等部位，多群集分布但很少融合，瘙痒明显。临床表现为红色风团样丘疹，直径 $1 \sim 2$ cm，呈纺锤形或圆形，中央常有丘疱疹、水疱或大疱，$1 \sim 2$ 周后逐渐消退，但可反复发生（彩图 5-2）。

四、色素性荨麻疹

色素性荨麻疹是皮肤肥大细胞增生症最常见的类型。好发于婴幼儿，大多至青少年期可自行消退，但也可见于 $30 \sim 40$ 岁成年人，常伴系统受累。临床表现为色素沉着性斑丘疹，轻微摩擦皮损即可出现风团（Darier征阳性），有时可出现水疱（彩图 5-3）。病理表现为多数肥大细胞聚集在血管和皮肤附属器周围，吉姆萨（Giemsa）染色及 CD117 免疫组织化学染色均阳性。

五、遗传性血管性水肿

遗传性血管性水肿是一种常染色体显性遗传性补体缺陷病，病因为 C1酯酶抑制物基因缺陷，导致血浆 C1 酯酶抑制物缺乏或无活性，进而使血管通透性升高，引起组织水肿。多有家族史，常在儿童或少年期开始发作，反复发作至中年甚至持续终身。临床表现主要为 3 个方面：

1. 皮肤表现　局部皮肤水肿是最典型特征，常见部位是四肢、面部、外生殖器，水肿呈复发性、非凹陷性，无痒感，需 $2 \sim 5$ 天消退，有时水肿前局部可见红斑。

2. 腹部症状　反复发作的急腹症是典型临床表现之一，症状可从轻微的胃肠不适逐渐发展到严重的腹部绞痛，伴或不伴恶心、呕吐。短时间内快速好转甚至完全消失的胃肠道症状是重要的诊断依据。

3. 喉头水肿　最危急的临床表现，常首先表现为声音嘶哑、发音困难、吞咽困难，可迅速进展，出现窒息或呼吸困难。

六、Schnitzler 综合征

Schnitzler 综合征是一种获得性自身炎症性疾病，以慢性荨麻疹和单克隆丙种球蛋白（多为 IgM，少见 IgG）升高为主要特征，可出现发热、关节疼痛、肝脾淋巴结病变等，抗组胺药治疗无效，系统使用糖皮质激素、非甾体抗炎药和秋水仙碱等可缓解症状。本病诊断目前最常采用的是Lipsker或Strasbourg诊断标准，详见第七章。

七、Cryopyrin蛋白相关周期性综合征

Cryopyrin蛋白相关周期性综合征是一组罕见的常染色体显性遗传性自身炎症反应综合征，属于病谱性疾病，包括家族性寒冷性自身炎症综合征、Muckle-Wells综合征和新生儿起病的多系统炎症性疾病。临床表现为周期性发作的荨麻疹或荨麻疹样皮损，多与寒冷刺激相关，同时可伴有全身及多系统受累症状，如发热、寒战、乏力、关节痛、眼部症状等，异常的实验室检查包括白细胞增多、红细胞沉降率（erythrocyte sedimentation rate，ESR）增快和C反应蛋白（C-reactive protein，CRP）升高等，如检测出 *CIAS1* 基因突变则强烈支持该诊断。

主要参考文献

[1] Bolognia JL，Schaffer JV，Cerroni L. 皮肤病学（第4版）[M]. 朱学骏，王宝玺，孙建方，等译. 北京：北京大学医学出版社，2019.

（撰写：高小曼　审校：陈玉迪　杨敏）

第六章
具有风团或血管性水肿表现的非荨麻疹性疾病

风团及血管性水肿是皮肤科常见的症状，但并非所有具有风团或血管性水肿表现的疾病都属于"荨麻疹"范畴，在临床诊疗中需注意鉴别。以下将重点介绍其中的部分疾病。

第1节　荨麻疹性血管炎

荨麻疹性血管炎（urticarial vasculitis）是一种临床表现为难治性荨麻疹样皮损而病理表现为白细胞碎裂性血管炎的疾病。其中，约 20% ～ 30% 的患者伴有低补体血症，出现低补体血症的患者更易合并皮肤外的全身症状。

一、病因与发病机制

发病主要由于免疫复合物沉积于血管壁，引起补体激活，进而导致肥大细胞脱颗粒并释放包括 TNF-α 在内的一系列炎症因子，进而促进肥大细胞表达细胞间黏附分子（intercellular adhesion molecule，ICAM），并促进血管内皮细胞表达 E- 选择素。

部分患者的发病可能与自身免疫疾病（如系统性红斑狼疮和干燥综合征等）、血清病、免疫球蛋白血症、感染、药物及血液系统恶性肿瘤等相关。

二、临床表现

- 好发人群：40 ～ 50 岁人群，尤其是女性。
- 病程：平均为 3 年。
- 皮损特点：通常表现为水肿性红斑或风团样损害，伴或不伴血管性水肿，单个皮损持续时间超过 24 h，消退后遗留色素沉着，通常伴有灼热或疼痛感。
- 皮肤外症状：伴有低补体血症的患者更易出现皮肤外症状，约 50% 的荨麻疹性血管炎患者可出现关节炎及关节痛（彩图 5-1）；部分患者还可出现咳嗽、咯血、呼吸困难、蛋白尿或镜下血尿、腹痛、恶心、呕吐、腹泻等。眼部受累的常见症状包括结膜炎、虹膜炎、巩膜炎、葡萄膜炎。神经系统受累常见神经炎、癫痫和良性颅内压增高。

三、辅助检查

- 患者可伴有红细胞沉降率（erythrocyte sedimentation rate，ESR）升高，补体 C3 和（或）C4 水平降低，部分患者抗核抗体（antinuclear antibody，ANA）可升高。
- 皮肤组织病理学：血管壁纤维素样坏死，可伴或不伴血管内皮细胞肿胀，红细胞溢出，血管周围中性粒细胞、嗜酸性粒细胞浸润等。
- 直接免疫荧光：血管壁及基底膜带可出现免疫球蛋白 IgM、IgG、IgA 或补体 C3、C4、C1q 或纤维蛋白沉积。

四、治疗

- 抗组胺药物治疗效果不佳。
- 系统性应用糖皮质激素效果良好。
- 免疫抑制剂：如甲氨蝶呤、硫唑嘌呤、吗替麦考酚酯等。
- 吲哚美辛、氨苯砜、秋水仙碱、羟氯喹等均可改善症状。

- 生物制剂：有报道抗 IgE 单克隆抗体、抗 IL-1β 或抗 IL-1R 单克隆抗体、抗 IL-6R 单克隆抗体及抗 CD20 单克隆抗体对荨麻疹性血管炎具有良好疗效。

第2节 荨麻疹型药疹

荨麻疹型药疹是由 I 型、III 型变态反应或非免疫机制介导的以瘙痒性风团为主要表现的药疹，通常发生在应用致敏药物数分钟至数小时内。

一、病因与发病机制

荨麻疹型药疹可由 I 型、III 型变态反应或非免疫机制介导，最终诱导肥大细胞活化、脱颗粒，释放包括组胺、白三烯在内的多种炎性介质。可能引起荨麻疹型药疹的相关药物包括青霉素、头孢类及氨基糖苷类抗生素、磺胺类药物、苯妥英、卡马西平、降糖药、卡托普利、非甾体抗炎药、造影剂等。

二、临床表现

- 病程：急性病程，在应用致敏药物后数分钟至数小时内出现症状。
- 皮损特点：大小不一的风团，其风团颜色较普通荨麻疹色泽更鲜红，且单个皮损持续时间更长。通常伴有明显瘙痒、刺痛或触痛。
- 部分病例可伴有血管性水肿、过敏性休克、血清病样综合征等，需特别警惕合并血管性水肿表现的患者出现喉头水肿、窒息的风险。
- 皮肤外症状：与其他类型药疹相似，个别病例可出现皮肤外症状如头痛、恶心、呕吐等，但相对少见。

三、辅助检查

- 血常规：嗜酸性粒细胞可升高。皮内试验或皮肤点刺试验对确诊有帮助。

- 致敏药物的实验室诊断：关于在体外检测药疹患者的致敏药物，国内外均有相关研究报道，方法虽多，但尚无确切可靠且操作简便的公认方法，以下列举其中的2种：①放射变应原吸附试验（radioallergosorbent test，RAST）：即应用同位素标记IgE抗体，定量测定药物过敏患者血中特异性IgE抗体，曾用于对青霉素 I 型变态反应的诊断，但由于其他药物在体内代谢及蛋白质结合方式尚不完全清楚，因此限制了该技术的广泛应用。②嗜碱性粒细胞脱颗粒试验法：即用患者的嗜碱性粒细胞与致敏药物（直接法）或用兔嗜碱性粒细胞与患者血清加致敏药物（间接法）使嗜碱性粒细胞发生脱颗粒反应，以检测致敏药物，该法仅限于 I 型变态反应介导的荨麻疹型药疹的检测。

四、治疗

- 停用或更换可疑致敏药物，可多饮水或静脉输液促进体内药物排泄。
- 轻症者可予口服抗组胺药物、维生素 C 或钙剂。重症者可予糖皮质激素口服，如泼尼松片每天 20 ～ 40 mg，病情好转后逐渐减量至停药。
- 对具有过敏性休克或喉头水肿引起窒息风险的患者，应及时予地塞米松 5 mg 或复方倍他米松 1 ml 肌内注射，同时需监测血压及保持呼吸畅通；对于已出现呼吸困难者，应静脉注射氨茶碱，必要时行气管切开；对于已出现过敏性休克的患者，应直接肌内注射 1：1000 肾上腺素 0.5 ～ 1.0 ml，病情严重者可考虑静脉给药。

第 3 节　丘疹性荨麻疹

丘疹性荨麻疹（papular urticaria），又称为荨麻疹样苔藓、婴儿苔藓。本病是以症状特点命名的疾病，依病因亦称虫咬症。皮损通常表现为水肿性红斑、丘疹，应与荨麻疹相鉴别。

一、病因与发病机制

本病大多是由节肢动物叮咬而引起的外源性过敏反应，通常由迟发型变态反应所介导。常见导致该病的昆虫包括臭虫、跳蚤、虱、螨、蚊等，上述节肢动物叮咬后向患者皮肤注入唾液，而对唾液中相关物质过敏者则患此病。

二、临床表现

- 好发于春秋季节。
- 好发人群：多见于婴幼儿及儿童，成人也可患病，偶见同一家庭中几人同时发病。
- 好发部位：躯干及四肢伸侧。
- 皮损特点：皮损既可群集亦可散在分布，多为绿豆至花生米大小略呈纺锤形的红色风团样损害，皮损顶端可有小水疱，少数病例也可形成半球形的张力性大疱，疱液清亮；婴幼儿患者通常皮损红肿更显著并常见大疱；皮损反复搔抓可继发感染。通常伴有明显瘙痒，夜间影响睡眠（彩图5-2）。
- 往往不伴全身症状。

三、辅助检查

常无明显异常。

四、治疗

注意个人及环境卫生，远离臭虫、虱、蚤、螨虫等，外用炉甘石洗剂、糖皮质激素药膏等。瘙痒剧烈者，可口服抗组胺药物。对于继发细菌感染的患者可联合外用抗生素药膏。

第4节　皮肤肥大细胞增生症

肥大细胞增生症（mastocytosis）是一组以肥大细胞在单个或多个组织或器官（如皮肤、骨髓、肝、脾、淋巴结等）异常增生为主要表现的肿瘤性疾病。可进一步分为皮肤肥大细胞增生症（cutaneous mastocytosis，CM）、系统性肥大细胞增生症（systemic mastocytosis，SM）和肥大细胞肉瘤（mast cell sarcoma，MCS）。其中，皮肤肥大细胞增生症（cutaneous mastocytosis，CM）可出现水肿性红斑或荨麻疹样皮损，须与荨麻疹进行鉴别。

一、病因与发病机制

- 肥大细胞起源于骨髓多能干细胞，具有独特的生物学性质、细胞表面抗原和介质释放谱。肥大细胞寿命长，生存周期可达数个月，成熟的肥大细胞通过血液和淋巴循环移行到特定的器官、组织。分化成熟后细胞内充满异染性颗粒。肥大细胞表达 CD45、CD68、CD9、CD33、c-kit（CD117）、类胰蛋白酶。

- 成熟期肥大细胞表面表达高水平 c-kit（CD117）和干细胞因子，具有促进肥大细胞分化、成熟、趋化和存活的功能。大多数肥大细胞增生症的亚型中都有 c-kit 基因突变。

- 肥大细胞内有多种胞内颗粒，脱颗粒后释放大量炎性介质，包括肝素、组胺、白三烯和蛋白酶，从而导致一系列症状，如瘙痒、荨麻疹、潮红、鼻炎、头痛、心悸、恶心、呕吐等。呼吸系统、消化系统及骨骼肌肉等存在肥大细胞浸润后，也会出现支气管哮喘、消化性溃疡、腹部绞痛、溶骨损害、病理性骨折等表现。

二、分类

- WHO 曾多次调整肥大细胞增生症的分类，目前肥大细胞增生症可基本分为三大类：皮肤肥大细胞增生症（cutaneous mastocytosis，CM）、系统性肥大细胞增生症（systemic mastocytosis，SM）和肥大细胞肉瘤（mast cell sarcoma，MCS）。

- CM 可分为色素性荨麻疹（urticaria pigmentosa，UP）、弥漫性皮肤肥大细胞增生症（diffuse cutaneous mastocytosis，DCM）和肥大细胞瘤（mastocytoma）。少数患者会出现多种类型皮损的重叠。此外，还有现有分型不能涵盖的特殊表现，如黄瘤样皮损、按 Blaschko 线分布的皮损等。

- SM 可分为惰性系统性肥大细胞增生症（inert systemic mastocytosis，ISM）、阴燃性系统性肥大细胞增生症（smoldering systemic mastocytosis，SSM）、系统性肥大细胞增生症伴非肥大细胞性造血系统克隆性增生性疾病、侵袭性系统性肥大细胞增生症和肥大细胞白血病。

三、临床表现

皮肤肥大细胞增生症（CM）主要表现为以下三大类型：

- 色素性荨麻疹（urticaria pigmentosa，UP）：该疾病在男女发病率相当，损害可于出生时或生后第一年发生，但也可见于较大儿童或成人。皮损可弥漫分布于全身，但颜面和掌跖少见。皮损表现为红色或红棕色圆形至椭圆形斑疹、丘疹或斑块，直径 2 ～ 3 cm，皮损周围或边缘常出现风团和潮红反应，偶见水疱；成年患者多表现为深褐色小斑疹和丘疹，主要见于躯干和四肢，皮损持续存在；Darier 征（轻微创伤诱发风团）为阳性，并常伴有皮肤划痕症（彩图 5-3）。

- 弥漫性皮肤肥大细胞增生病（diffuse cutaneous mastocytosis，DCM）：本类型相对少见，通常出现于儿童。典型皮损呈弥漫性红皮病样改变，伴皮肤肥厚或有苔藓样小丘疹，瘙痒明显。

- 肥大细胞瘤（mastocytoma）：主要见于儿童，常于出生后 3 个月内发病，青春期前后常自行消退。皮损好发于四肢，但也可见于躯干、面部和头皮，但掌跖不受累。皮损单发，通常为直径 1 ～ 5 cm 的斑块或结节，呈褐色或橘黄色，边界清楚，偶有水疱或潮红发作。

四、辅助检查

- 皮肤组织病理学：各类型的皮肤肥大细胞增生症在病理学上具有共同特点，即肥大细胞呈灶性积聚，通常＞ 15 个肥大细胞 / 聚集群或高倍镜下＞ 20 个肥大细胞浸润。
- 特殊染色：肥大细胞经 Giemsa 染色或甲苯胺蓝染色后更易于观察。
- 免疫组化：类胰蛋白酶抗体可作为肥大细胞鉴定和定量的组化标记物之一。
- 对成人患者和血清类胰蛋白酶水平持续较高的患者，须进行相关检查以除外系统性肥大细胞增生症，包括骨髓穿刺、血常规、凝血检查，血清组胺、尿组胺和组胺代谢产物测定，腹部超声和骨密度检查等。

五、诊断

CM 的诊断依据如下：
- 典型皮损：即分别具备色素性荨麻疹、弥漫性皮肤肥大细胞增生症或肥大细胞瘤的特征性表现。
- 组织病理学：真皮内存在较多肥大细胞浸润。
- 若同时满足上述 2 条标准即可确诊。

六、治疗

- 一旦发生危及生命的全身性过敏反应，应给予肾上腺素皮下注射。
- 可采用针对肥大细胞炎性介质的药物，如抗组胺药、白三烯受体拮抗剂。也可采用抑制肥大细胞活化脱颗粒的治疗，如色甘酸钠、糖皮质激素口服等。此外，干扰素-α、甲磺司特、奥马珠单抗均有成功治疗肥大细胞增生症的报道。

- 外用色甘酸钠、糖皮质激素、钙调磷酸酶抑制剂等可改善皮损及减轻或消除瘙痒。

第5节 大疱性类天疱疮

大疱性类天疱疮（bullous pemphigoid，BP）是最常见的自身免疫性表皮下大疱病，好发于老年人，通常以泛发性瘙痒性大疱性皮疹为特点，但在疾病早期常常出现水肿性红斑或荨麻疹样皮损，被称为前驱性大疱性类天疱疮（prodromal bullous pemphigoid，PBP），须与荨麻疹进行鉴别。

一、病因与发病机制

- 大疱性类天疱疮是免疫介导的皮肤病，体液免疫产生的自身抗体直接作用于自身抗原：BP抗原180（BP180）和BP抗原230（BP230），其中BP180是一种跨膜蛋白，具有较大的胞外结构域，BP230属于斑蛋白家族的胞质蛋白，上述两种抗原均是半桥粒的成分。

- 大疱性类天疱疮患者会产生针对BP180和BP230的自身反应性T细胞，这对刺激B细胞产生致病性自身抗体至关重要。这些T淋巴细胞，具有CD4$^+$的表型，产生Th1和Th2细胞因子。此外，近期研究提示Th2和Th17细胞因子与大疱性类天疱疮的病理生理学过程显著相关，它们在皮损组织和患者血清中均具有较高的表达水平。

- 当自身抗体与它们的靶抗原结合后会发生一系列级联反应导致表皮下水疱形成。此外，补体的活化、炎症细胞募集、蛋白酶的释放和激活等均参与该过程，此外抗BP180自身抗体还可直接刺激角质形成细胞表达炎症因子，最终导致真皮和表皮连接部位出现异常。

二、临床表现

- 本病常于 60 岁后发病，好发于男性。

- 在非大疱期，也就是疾病的前驱期，患者的症状和体征通常无特异性，既可单独表现为轻微或严重顽固的瘙痒，也可伴有表皮剥脱、湿疹样或荨麻疹样皮损，可持续数周或数月。既往研究提示，至少有 20% 的患者在疾病确诊时并未出现过水疱、大疱样皮损。

- 大疱期患者通常在外观正常皮肤或红斑基础上出现水疱和大疱，可伴有荨麻疹样皮损或浸润性红斑。水疱和大疱疱壁紧张，疱液澄清，可持续数日，此后形成糜烂和痂屑，皮损常对称分布，好发于肢体屈侧和躯干下部。BP 较少累及口腔、眼、鼻或肛门生殖器区域黏膜。炎症后可遗留色素沉着或色素减退。

三、辅助检查

- 皮肤组织病理学：从新发水疱处取材，病理表现为表皮下水疱，疱液中以嗜酸性粒细胞为主，少见淋巴细胞和中性粒细胞。真皮可见嗜酸性粒细胞和中性粒细胞浸润。在无水疱出现时，组织病理表现常无特异性，可出现真皮乳头高度水肿伴嗜酸性粒细胞浸润。

- 直接免疫荧光检查：在新鲜水疱周围 1 cm 处正常皮肤或红斑处取材行直接免疫荧光检查阳性率较高，大多数可见基底膜带 IgG、IgM、C3 线状沉积。

- 间接免疫荧光检查：患者血清中出现抗基底膜带抗体，以 IgG 为主。

- ELISA 检测自身抗体：90% 以上的 BP 患者血清中可出现抗 BP180 抗体，且与疾病严重程度相关。可同时检测 BP230，以提高诊断的敏感性。

四、诊断

具有典型临床表现、组织病理学特征、直接免疫荧光或间接免疫荧光

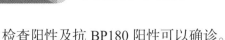

检查阳性及抗 BP180 阳性可以确诊。

五、治疗

- 一般治疗：保护皮肤创面和预防继发感染，高蛋白饮食。大疱需抽吸疱液，尽量保留原有的疱壁。小面积破溃，无需包扎，每日清创换药后暴露即可，大面积破溃可用湿性敷料，避免用易粘连的敷料。破溃处外用抗菌药，防止继发感染。

  具体的药物治疗方案需依患者的疾病严重程度而定。

- 局限性或轻度 BP 的治疗：局限性 BP 指皮损面积较小，仅累及 1 个体表部位。轻度 BP 是指皮损较广泛，但每天新发水疱 < 5 个。

  ◇ 外用强效糖皮质激素：对于局限性 BP 患者仅外用于皮损部位，轻度 BP 患者需全身外用，包括正常皮肤（面部不用），每日糖皮质激素的外用量为 10 ～ 20 g，分 1 ～ 2 次使用。

  ◇ 抗生素和烟酰胺：抗生素、烟酰胺、外用激素常联合使用，常用药物为米诺环素 100 mg，每日 2 次；烟酰胺 600 ～ 1500 mg/d，每日分 3 次口服。

  ◇ 系统性应用糖皮质激素：不推荐，仅在上述两种方案连续应用 3 周无效后使用，可口服小剂量糖皮质激素，以 0.3 mg/（kg·d）为宜。

- 泛发性 BP 的治疗：每天新发水疱超过 10 个，或新发水疱少，但皮损累及一处或几处较大的体表面积，可定义为泛发性 BP。

  ◇ 外用强效糖皮质激素：剂量 30 ～ 40 g/d，除用于水疱糜烂部位外，全身正常皮肤也需应用，但不用于面部。若体重 < 45 kg，则每天用量 20 g。疗程 2 ～ 3 周，皮损控制后再缓慢减量。

  ◇ 系统性应用糖皮质激素：推荐起始剂量 0.5 mg/（kg·d）。治疗 7 日后，若病情未得到明显控制［每日新发水疱和（或）大疱超过 5 个或瘙痒程度未减轻］，可将激素加量至 0.75 mg/（kg·d）。若 1 ～ 3 周后病情仍得不到控制，继续加量至 1 mg/（kg·d）。同样，皮损控制后需缓慢减量。

◇ 免疫抑制剂：若病情较重，糖皮质激素疗效不满意或出现禁忌证，可考虑早期联合免疫抑制剂，如：甲氨蝶呤、硫唑嘌呤、吗替麦考酚酸酯、环磷酰胺、环孢素。

● 顽固性 BP：可尝试静脉注射免疫球蛋白、血浆置换、抗 CD20 单克隆抗体、抗 IgE 单克隆抗体和度普利尤单克隆抗体。

第 6 节 遗传性血管性水肿

遗传性血管性水肿（hereditary angioedema，HAE）是一种常染色体显性遗传病，主要表现为反复发生的皮肤和黏膜水肿。患病率约为 1.5/100 000。

一、病因与发病机制

HAE 发病是由于 *C1-INH*、*FXII*、*ANGPTI*、*PLG* 基因突变，导致相应的蛋白质水平和（或）功能异常，进而引起缓激肽水平增高，毛细血管扩张，最终导致水肿的发生。

根据发病机制不同，目前国际上将 HAE 分为 C1-INH（C1-inhibitor，C1 酯酶抑制物）缺乏型（又称为 HAE-C1-INH 型）和非 C1-INH 缺乏型（又称为 HAE-nC1-INH 型）。HAE-C1-INH 型是由于 *C1-INH* 基因突变导致 C1-INH 水平降低或者功能缺陷，临床上分为 HAE 1 型和 HAE 2 型。HAE 1 型患者 C1-INH 浓度及功能均降低，约占 85%；HAE 2 型患者 C1-INH 浓度正常或增高，但功能降低，约占 15%。此外，HAE-nC1-INH 型则是指 C1-INH 浓度和功能均正常的 HAE，此类患者绝大多数为女性，已知其中部分患者是由于 *FXII* 基因或血管生成素 -1（*ANGPTI*）基因突变所致。

二、临床表现

HAE 的临床表现具有很大的异质性。

- 好发年龄：通常在 30 岁前起病。
- 好发部位：水肿可累及身体任何部位，包括四肢、颜面、外生殖器、呼吸道和胃肠道黏膜等。
- 皮损特点：反复发作的皮肤和黏膜下水肿，水肿呈非对称性、非凹陷性，一般 3 ～ 5 天自行缓解。
- 皮肤外症状：当水肿累及上呼吸道黏膜时，患者可出现喉头水肿进而发展为呼吸困难或窒息；当水肿累及消化道黏膜时，则可表现为剧烈腹痛，伴恶心、呕吐等。

三、辅助检查

- 血清补体检测：C4 水平降低。
- C1-INH 水平检测：功能低下或浓度降低。
- 基因检测：对于 HAE-nC1-INH 型患者，需要进行相关基因（*HAE-FXII*、*ANGPTI*、*PLG*）的检测，以明确诊断。对于 HAE-C1-INH 型患者，可进行 *C1-INH* 基因检测协助诊断。

四、诊断路径

- 根据家族史及临床表现筛选疑诊 HAE 患者
  ◇ 家族史：HAE 属常染色体显性遗传病，但约 25% 的患者因基因突变致病，这部分患者可无 HAE 家族史。
  ◇ 典型临床表现：反复发作性皮肤、黏膜水肿，且抗组胺药、糖皮质激素及肾上腺素无效。
- 对于疑诊 HAE 患者进行 C1-INH 和补体检查
  ◇ HAE-C1-INH 型中的 HAE 1 型患者：血清 C4 水平降低、C1-INH 水平降低、C1-INH 功能低下。
  ◇ HAE-C1-INH 型中的 HAE 2 型患者：血清 C4 水平降低、C1-INH 水平正常或升高、C1-INH 功能低下。
  ◇ HAE-nC1- INH 型患者：血清 C4 水平、C1-INH 浓度和功能均正常。

- 基因检测

对于 HAE-nC1-INH 型患者，需要进行相关基因（*HAE-FXII*、*ANGPTI*、*PLG*）的检测，以明确诊断。对于 HAE-C1-INH 型患者，必要时可进行 *C1-INH* 基因检测协助诊断。

五、治疗

- 急性发作期：水肿急性发作后，给予新鲜血浆静脉输注，30 min 至数小时后，水肿可逐渐消退；此外，若出现气道阻塞，需行气管切开或环状软骨切开术；若出现胃肠道黏膜水肿引起剧烈腹痛、恶心、呕吐、腹泻以及由于大量液体转移到肠壁、肠腔及腹腔内而引起低血容量性休克时，需给予解痉、镇痛、止吐药，并积极补液。
- 预防性治疗
  - ◇ 弱雄性激素：达那唑，该药起始剂量可视患者情况给予 400～600 mg /d，后逐渐减量至最小有效剂量维持。
  - ◇ 抗纤溶制剂：由于其安全性高于达那唑，目前许多学者提倡将氨甲环酸作为儿童长期治疗的一线用药。
  - ◇ 其他药物：C1 酯酶抑制剂、抗血浆激肽释放酶单克隆抗体（Lanadelumab）在国外已批准用于青少年及成人 HAE 患者的预防性治疗。

第 7 节　妊娠多形疹

妊娠多形疹（polymorphic eruption of pregnancy，PEP），既往又称为妊娠瘙痒性荨麻疹性丘疹和斑块（pruritic urticarial papules and plaques of pregnancy，PUPPP），是一发生于孕期的慢性炎症性皮肤疾病。

一、病因与发病机制

病因不明。有报道可能与孕期体重增加、新生儿超重以及多胎妊娠有关。此外，本病易发生于腹部妊娠纹处，提示腹壁过度膨胀可能是其诱发因素。

二、临床表现

- 好发人群：初产妇，多数起病于妊娠的末 3 个月。
- 好发部位：下腹部妊娠纹处，脐周皮肤不易受累；可扩展至臀、股部、上臂等；乳房、头、面、掌、跖多不受累。
- 皮损特点：水肿性红斑、丘疹及风团常见，另有丘疱疹、小水疱、靶形损害等少见表现，常伴剧烈瘙痒。

三、辅助检查

皮肤组织病理学检查无特异性，直接免疫荧光检查在皮损及其周围未见特异性免疫反应物。

四、治疗

- 本病为自限性疾病，分娩后可自行缓解。
- 外用药物：炉甘石洗剂、糖皮质激素制剂、保湿润肤剂等。
- 可口服抗组胺药物，严重病例可予短期糖皮质激素口服。

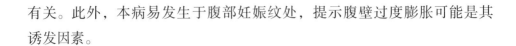

第 8 节　嗜酸性肉芽肿性多血管炎

嗜酸性肉芽肿性多血管炎（eosinophilic granulomatosis with polyangiitis，EGPA），也称为 Churg-Strauss 综合征，以血管和血管外肉芽肿、嗜酸性粒细胞浸润及坏死性血管炎为特点，可累及多个组织和器官。

一、病因与发病机制

- 病因不明，有报道食物（如谷类、面粉等）、药物（如大环内酯类、卡马西平、奎宁等）、疫苗接种、脱敏治疗、激素减量过快等可能诱发本病。

- 具体发病机制尚未完全明确，但目前已确定嗜酸性粒细胞的浸润与脱颗粒导致了局部组织损伤，而 Th2 细胞的活化与肉芽肿形成相关。此外抗中性粒细胞胞质抗体（anti-neutrophil cytoplasmic antibodies，ANCA）依赖性的中性粒细胞激活反应也介导了该疾病中的血管炎的发生。

二、临床表现

- 病程及发展过程：
  ◇ 第一阶段：过敏性鼻炎、鼻息肉，可持续数年；
  ◇ 第二阶段：外周血嗜酸性粒细胞增高、呼吸道感染；
  ◇ 第三阶段：伴有肉芽肿性炎症的系统性坏死性血管炎，皮肤症状通常出现于第三阶段。
- 皮损好发于下肢。
- 皮损特点：可触及性紫癜最为常见，也可出现荨麻疹、网状青斑、溃疡、浸润性丘疹或结节样损害等。
- 其他系统症状：EGPA 患者还常出现神经系统和循环系统受累表现，神经系统表现多为多发性单神经炎；循环系统方面，心肌病及心包炎更常见，是本病的主要致死原因。还有少部分患者会出现坏死性肾小球肾炎和伴弥漫性肺泡出血的肺血管炎。

三、辅助检查

- 外周血嗜酸性粒细胞增高。
- 血清 IgE 水平升高。
- 自身抗体：抗髓过氧化物酶抗体（抗 MPO 抗体）、抗蛋白酶 3 抗体（抗 PR3 抗体）及抗中性粒细胞胞质抗体（antineutrophil cytoplasmic antibodies，ANCA）可能阳性。
- 组织病理学：EGPA 可累及肺、肾、皮肤、胃肠道、淋巴结等多种组织器官。病变早期可仅见组织内嗜酸性粒细胞浸润。血管炎期可见小至中等大小的血管壁纤维素性坏死同时伴有嗜酸性粒细胞和淋巴细胞浸润。病变后期可见小血管栓塞、血管壁弹力纤维破坏，嗜酸性粒细胞浸润可不明显。

四、治疗

- 系统性应用糖皮质激素。
- 免疫抑制剂：环磷酰胺、硫唑嘌呤等。
- 静脉注射丙种球蛋白。
- 生物制剂：抗 CD20 单克隆抗体（利妥昔单抗）、抗 IL-5 受体单克隆抗体（美泊利单抗）、抗 IgE 单克隆抗体（奥马珠单抗）。

第 9 节　成人 Still 病

成人 Still 病（adult-onset Still's disease，AOSD）是一种病因未明的系统性炎症性疾病，临床上以发热、关节炎或关节痛、淋巴结肿大、肝脾大及皮疹为主要特征。

一、病因与发病机制

该病为遗传易感性基础上，由环境因素包括病毒（EB 病毒、风疹病毒、麻疹病毒、乙肝病毒、丙肝病毒等）、细菌（耶尔森杆菌等）、肺炎支原体、肺炎衣原体及恶性肿瘤等因素诱发的自身炎症反应。炎症过程中，IL-18 和 IL-1β 两大促炎因子可促进 Th1 细胞因子的分泌及 NK 细胞下调等一系列病理过程。

二、临床表现

- 皮肤症状：典型皮疹为红色斑疹或斑丘疹，压之褪色，可逐渐扩大或融合，多与发热平行，皮损可持续数天至数周，消退后多不留痕迹，多数无自觉症状。此外，荨麻疹样皮损也是较为常见的表现，即为瘙痒性风团，持续时间多为 24 ～ 36 h，皮损好发于颈部、躯干及四肢伸侧。其他相对少见的皮损类型还包括持久性丘疹 / 斑块、皮肌炎样皮疹、痒疹样皮损、泛发性红斑等。

- 发热：最常见、最早出现的临床症状，80% 以上的患者呈典型的弛张热，体温可达 39℃以上。
- 关节及肌肉症状：几乎 100% 的患者有关节疼痛，关节炎在 90% 以上的患者中发生。膝、腕关节最常累及，其次为踝、肩、肘关节，小关节亦可受累。软骨及骨组织可出现侵蚀破坏，晚期可出现关节僵直，畸形。肌肉疼痛约占 80% 以上，部分可出现肌无力及肌酶轻度增高。
- 咽痛：多在早期出现，可存在于整个病程中，与发热平行。可伴有咽部充血，咽后壁淋巴滤泡增生、扁桃体肿大等。
- 其他：周围淋巴结肿大、肝脾大、腹痛、胸膜炎、心包积液、心肌炎和肺炎等。

三、辅助检查

- 血常规：白细胞升高、中性粒细胞升高。
- 红细胞沉降率增快。
- 肝酶可轻度升高。
- 血培养：阴性。
- 自身抗体：自身抗体谱多阴性，少数为低滴度阳性。
- 血清铁蛋白：升高，与疾病活动度正相关，可判断疗效。
- 滑、浆膜腔积液：白细胞升高，以中性粒细胞升高为主。
- 皮肤组织病理学：无特异性，血管周围中性粒细胞为主的混合炎性细胞浸润。

四、诊断标准

- 本病只能排除性诊断，尚无公认诊断标准。
- 可参考**日本 Yamaguchi 标准**：

◇ 主要标准：①发热，体温高于39℃且持续1周以上；②关节痛持续2周以上；③典型皮疹；④白细胞计数大于 10 000/mm^3。

◇ 次要标准：①咽痛；②脾大或淋巴结肿大；③肝功能异常；④ RF、ANA 均阴性。

满足以上 5 项主或次要标准且至少包含 2 项主要标准即可诊断。

五、治疗

- 非甾体抗炎药：急性发热炎症期可首选使用，约25%的患者经合理使用非甾体抗炎药可以控制症状，使病情缓解。

- 糖皮质激素：对单用非甾体抗炎药无效，症状控制不佳的患者，可予泼尼松 0.5 ～ 1 mg/（kg·d），待症状控制、病情稳定 1 ～ 3 个月后逐渐减量，然后以最小有效剂量维持。

- 改善病情抗风湿药物（disease-modifying anti-rheumatic drugs，DMARDs）：可选用甲氨蝶呤、来氟米特、羟氯喹、柳氮磺胺吡啶等。

- 生物制剂：抗 TNF-α 单克隆抗体、IL-1 抑制剂（包括重组 IL-1 受体拮抗剂如阿那白滞素、抗 IL-1β 单克隆抗体如卡那单抗等），抗 IL-6 单克隆抗体（如托珠单抗），IL-18 抑制剂（如重组型 IL-18 结合蛋白）等。

第 10 节　血清病

经典的血清病（serum sickness）是指因输注异种血清导致的由Ⅲ型变态反应所介导的自身免疫性疾病，最早由 von Pirquet 和 Schick 提出。目前，广义的血清病可描述为异种蛋白进入机体后由Ⅲ型变态反应介导的自身免疫性疾病。在临床中最常发生于接受异种蛋白或嵌合蛋白治疗的人群。

一、病因与发病机制

血清病由经典的Ⅲ型变态反应所介导，在异种蛋白抗原初次免疫后，机体形成 IgM 和 IgG 等抗体，抗原和抗体的滴度在达到最佳比值时可形成抗原-抗体免疫复合物。抗原-抗体免疫复合物可在组织中沉积，并可激活补体和募集炎症细胞浸润。补体激活导致 C3a、C5a 等形成，其可导致肥大细胞脱颗粒，进而引起组胺释放、血管舒张、血管通透性增强和荨麻疹样皮损的发生。此外，免疫复合物可直接作用于中性粒细胞、肥大细胞和巨噬细胞等免疫细胞表面的 FcγR，而通过不依赖补体系统的途径诱发炎症反应过程。

在应用抗蛇毒血清及应用鼠源性单克隆抗体或嵌合抗体的患者中发生血清病的病例时有报道。此外，输血、昆虫叮咬、接种疫苗或使用免疫疗法等也均有可能诱发血清病样反应。

二、临床表现

- 病程：通常发生在首次暴露于致病因素后 1～2 周内，但对于已有致敏抗原暴露史的患者，也可能立即出现症状。病情通常可在致病因素清除 2 周后逐渐缓解，但也有少见病例病程迁延。
- 皮肤症状：几乎所有患者均会出现瘙痒性皮疹，其中荨麻疹样皮损最为常见，但比其他原因所致荨麻疹皮疹更不易消退。黏膜通常不受累。如果抗原是通过肌内注射或皮下注射方式进入体内，则皮疹通常会从注射部位及其周围区域开始出现。其他类型的皮肤表现还包括紫癜、麻疹样皮疹，罕见皮肤血管炎的报道。
- 发热：最为常见的系统症状，且通常体温＞38.5℃，发热通常呈间歇性，难以预测规律。
- 关节痛：约 2/3 的患者会出现关节痛，常见的受累关节包括掌指关节、膝关节、腕关节等。关节受累通常在出疹后发生，并且在皮疹消退前缓解。
- 其他可能出现的系统症状：非特异性头痛和视物模糊、淋巴结肿大、脾大、胃肠道症状（如腹胀、恶心、腹泻等）、周围神经病、肾脏疾病等。

三、辅助检查

- 血常规：通常可出现中性粒细胞减少和轻度血小板减少，嗜酸性粒细胞可降低或正常。
- 红细胞沉降率和 C 反应蛋白可升高。
- 补体检测：C3、C4 和总补体溶血活性（CH50）的测定值通常降低，反映了补体的消耗。
- 皮肤组织病理检查：由于皮肤活检的检查结果对血清病不具有特异性，所以通常不是必需的。在大多数情况下，皮肤组织病理的表现与真正的荨麻疹相似。

四、诊断依据

血清病通常是临床诊断，依据暴露于潜在致病因素后 1 ～ 2 周（首次发生）出现典型的急性或亚急性皮疹、发热，关节痛等进行诊断。实验室检查结果符合上述改变，同时除外感染因素，则支持诊断。

五、治疗

- 脱离致敏因素，停用相关药物。
- 口服抗组胺药物。
- 可予非甾体抗炎药缓解发热和关节痛等症状。
- 对于病情严重者，可系统性应用糖皮质激素，常用剂量为 0.5 ～ 1 mg/（kg·d），病情好转后逐渐减量。
- 已有研究报道，对于接受单克隆抗体治疗后发生血清病的肿瘤患者，若因肿瘤治疗需要不得不再次使用同种药物，可尝试进行药物脱敏疗法。

第11节　类癌综合征

类癌综合征是指由类癌组织分泌 5- 羟色胺（5-hydroxytryptamine，5-HT）等多种血管活性物质引起的一组复杂的临床症候群，从而导致患者出现多系统症状，主要涉及消化道和肺部的高分化神经内分泌肿瘤。

一、病因与发病机制

神经内分泌肿瘤可发生于胃肠道和肺部的任何部位，偶尔还可见于其他部位。现已从多种不同的神经内分泌肿瘤中鉴定出多达 40 种分泌产物，其中最常见的为 5- 羟色胺、组胺、血管舒张素和前列腺素等。相关物质可作用于机体的各个组织器官，而导致多系统症状。其中缓激肽、前列腺素、P 物质、组胺等与类癌综合征患者的阵发性潮红症状相关；而 5-羟色胺可刺激肠道分泌和蠕动并抑制肠道吸收，与患者出现腹泻等症状相关。

二、临床表现

- 好发人群：高分化神经内分泌肿瘤患者，特别是易在肝转移后出现类癌综合征，这是由于正常肝脏对分泌进入门静脉循环的生物活性物质具有灭活作用，但肿瘤发生肝转移后，则可使肿瘤细胞的分泌产物直接进入体循环。

- 皮肤症状：阵发性潮红是类癌综合征的典型临床表现，可自发性发生，也可被进食、饮酒、情绪事件、麻醉等诱发，通常持续 30 s 至 1 h 不等，潮红主要累及面部、颈部和上胸部，患者皮肤呈深红、青紫、苍白三期变化，通常伴有轻度烧灼感。部分患者在类癌综合征晚期也可出现静脉性毛细血管扩张的表现，最常见于鼻、上唇和颧部。

- 腹泻：分泌性腹泻可见于 80% 的患者，腹泻可从每日数次至每日 30 次以上，通常为非血性水样便，部分患者可伴有腹部绞痛。腹部绞痛可能由肠系膜纤维化或原发性肿瘤导致的肠梗阻所致。

- 支气管痉挛：10% ～ 20% 的类癌综合征患者会出现喘息和呼吸困难，且症状常常与皮肤潮红发作同时出现。
- 心瓣膜病变：类癌性心脏病的典型特征是纤维组织斑块样沉积，此种斑块样沉积多见于瓣膜尖和心腔的心内膜。
- 烟酸缺乏症：由于膳食色氨酸被肿瘤细胞大量用于合成 5- 羟色胺，以及患者进食少和腹泻，因此部分患者会出现烟酸缺乏症的表现，出现皮肤粗糙脱屑、舌炎、口角炎等症状。

三、辅助检查

类癌综合征首先需要对原发肿瘤进行定位和分期。可利用常规影像学手段如 CT、MRI 等；也可采用生长抑素受体成像技术，由于大多数高分化神经内分泌肿瘤表达高水平的生长抑素受体（somatostatin receptor, SSTR），因此可借助于放射性同位素标记的长效生长抑素类似物进行成像。

另外，针对肿瘤细胞的相关分泌产物的辅助检查技术尚未广泛应用于临床。以下列举部分可用于协助诊断的肿瘤分泌产物相关的检测指标：

- 尿 5- 羟吲哚乙酸排泄：类癌综合征的首选初始检查项目即为检测 5- 羟吲哚乙酸的 24 h 尿排泄量。5- 羟吲哚乙酸是 5- 羟色胺代谢的终末产物。该检查对类癌综合征的诊断具有良好的敏感性和特异性。
- 血 5- 羟色胺：不推荐将血 5- 羟色胺水平检测用于类癌综合征的诊断。文献中报道的 5- 羟色胺的检测方法包括全血 5- 羟色胺、富血小板血浆 5- 羟色胺和贫血小板血浆 5- 羟色胺检测法。然而，尚不明确这些检测方法的敏感性和特异性。
- 其他可能升高的指标：血 5- 羟吲哚乙酸、胃泌素和血管活性肠肽、嗜铬粒蛋白浓度。

四、诊断

当患者出现无法用其他原因解释的皮肤潮红和腹泻等症状时，可怀疑类癌综合征，最终确诊依赖于原发肿瘤的类型、定位和分期，必要时可采用 5- 羟吲哚乙酸的 24 h 尿排泄量协助诊断。

五、治疗

- 针对原发神经内分泌肿瘤进行治疗。
- 对于出现肝脏转移的神经内分泌肿瘤，可根据情况选用手术、消融术或肝动脉栓塞等治疗。
- 生长抑素类似物：生长抑素类似物如奥曲肽和兰瑞肽可与肿瘤细胞表面的生长抑素受体结合，能高效抑制 5- 羟色胺和其他血管活性物质的释放。可显著改善皮肤潮红和腹泻症状。同时，相关药物也具有抑制肿瘤生长的作用。
- 特罗司他乙酯：特罗司他乙酯是口服色氨酸羟化酶抑制剂，该药物可阻断色氨酸羟化酶介导的 5- 羟色胺的合成过程，从而起到控制类癌综合征症状的作用。对于难治性患者，可与生长抑素类似物联合使用。

主要参考文献

［1］Bolognia JL，Schaffer JV，Cerroni L. 皮肤病学（第4版）［M］. 朱学骏、王宝玺、孙建方，等译. 北京：北京大学医学出版社，2019.

［2］赵辨. 中国临床皮肤病学［M］. 2 版. 南京：江苏科学技术出版社，2017.

［3］Kolkhir P，Grakhova M，Bonnekoh H，et al. Treatment of urticarial vasculitis：A systematic review［J］. J Allergy Clin Immunol，2019，143（2）：458-466.

［4］Zuberbier T，Maurer M. Urticarial vasculitis and Schnitzler syndrome［J］. Immunol Allergy Clin North Am，2014，34（1）：141-147.

［5］Brockow K. Urticaria pigmentosa［J］. Immunol Allergy Clin North Am，2004，24（2）：287-316.

［6］中国医师协会皮肤科医师分会自身免疫性疾病亚专业委员会. 大疱性类天疱疮诊断和治疗的专家建议［J］. 中华皮肤科杂志，2016，49（6）：384-387.

［7］中华医学会变态反应学分会，中国医师协会变态反应医师分会. 遗传性血管性水肿的诊

断和治疗专家共识［J］. 中华临床免疫和变态反应杂志，2019，13（1）：1-4.

［8］易晓晴，罗帅寒天，张桂英，等. 成人 Still 病诊疗进展［J］. 中华皮肤科杂志，2021，54（2）：165-169.

［9］Ko JH，Chung WH. Serum sickness. Lancet，2013，381（9862）：e1.

［10］Karmacharya P，Poudel DR，Pathak R，et al. Rituximab-induced serum sickness：A systematic review［J］. Semin Arthritis Rheum，2015，45（3）：334-340.

［11］Gade AK，Olariu E，Douthit NT. Carcinoid Syndrome：A Review［J］. Cureus，2020，12（3）：e7186.

［12］Wolin EM，Benson Iii AB. Systemic Treatment Options for Carcinoid Syndrome：A Systematic Review［J］. Oncology，2019，96（6）：273-289.

（撰写：陈玉迪　审校：杨敏）

第七章
具有荨麻疹样症状的综合征

第1节　Schnitzler 综合征

Schnitzler 综合征又称为荨麻疹和巨球蛋白血症（urticaria and macroglobulinemia），是罕见的获得性自身炎症综合征，其主要特征为慢性复发性非瘙痒性风团，并可伴有发热、关节痛等症状。

一、病因与发病机制

发病机制尚不清楚，多数学者认为发病与多种炎症因子的激活相关。体外研究显示，外周血单核细胞在脂多糖刺激下可产生大量 IL-1 和 IL-6。其中 IL-1 是一种高效的促炎细胞因子，可诱导中性粒细胞趋化，参与关节破坏和组织重塑，并可诱导内皮细胞产生 IL-6 从而引起急性期炎症加重。

二、临床表现

- 好发人群：老年人。
- 皮损特点：主要表现为慢性非瘙痒性风团，其为绝大多数患者的首发症状。
- 皮肤外症状：80% 的患者可伴有骨痛，还可伴有发热、关节痛等症状。

三、辅助检查

- 常伴红细胞沉降率增快。
- 90% 以上的患者免疫球蛋白 IgM 水平升高，也有少部分患者 IgG 水平升高。

- 免疫固定电泳多表现为单克隆 IgM 水平升高，以 κ 轻链为主；但少部分患者也可表现为单克隆 IgG 水平升高。
- 骨扫描可显示骨代谢异常。

四、诊断标准

- 目前 Schnitzler 综合征的诊断最常采用的是 Lipsker 或 Strasbourg 标准。
- **Lipsker 诊断标准**
  ◇ 主要标准：①荨麻疹样皮损；②免疫蛋白固定电泳提示单克隆 IgM 水平升高。
  ◇ 次要标准：①发热；②关节痛或关节炎；③骨痛；④淋巴结肿大；⑤肝大或脾大；⑥红细胞沉降率增快；⑦白细胞增多；⑧影像学显示骨骼异常。

需同时满足 2 项主要标准及至少 2 项次要标准方可诊断。

- **Strasbourg 诊断标准**
  ◇ 主要标准：①荨麻疹样皮损；②免疫固定电泳提示单克隆 IgM 或 IgG 水平升高。
  ◇ 次要标准：①发热；②影像学显示骨骼异常，伴或不伴有骨痛；③皮肤组织病理学显示中性粒细胞为主的炎症浸润；④白细胞水平升高和（或）CRP 水平升高。

  明确诊断需满足：若单克隆 IgM 水平升高，则 2 项主要标准＋至少 2 项次要标准；若单克隆 IgG 水平升高，则 2 项主要标准＋至少 3 项次要标准。

  可疑诊断需满足：若单克隆 IgM 水平升高，则 2 项主要标准＋至少 1 项次要标准；若单克隆 IgG 水平升高，则 2 项主要标准＋至少 2 项次要标准。

五、治疗

- 首选靶向 IL-1 的治疗用药，国外应用较多的为重组 IL-1 受体拮抗剂

（阿那白滞素）和抗 IL-1β 单克隆抗体（卡那单抗）。

- 有抗 IL-6 单克隆抗体（托珠单抗）成功治疗 Schnitzler 综合征的病例报道。

- 抗 CD20 单克隆抗体、干扰素 -α、糖皮质激素、沙利度胺及秋水仙碱等可尝试使用。

- 由于 Schnitzler 综合征的荨麻疹样皮损并非由组胺介导，因此口服抗组胺药物治疗无效。

第2节 Cryopyrin 蛋白相关周期性综合征

Cryopyrin 蛋白相关周期性综合征（cryopyrin-associated periodic syndromes，CAPS）是由于 *NLRP3* 基因突变导致的罕见自身炎症性疾病。该疾病可同时累及皮肤、骨骼、眼部、神经系统等。

一、病因与发病机制

该疾病是由于 *NLRP3* 基因突变导致，*NLRP3* 基因编码 NLRP3 蛋白，该蛋白是细胞质核苷酸结合域的组成部分，属于细胞质核苷酸结合寡聚化域样受体蛋白。NLRP3 蛋白参与形成 NLRP3 炎性小体，后者可激活促炎蛋白激酶 caspase-1。caspase-1 活化后可诱导促炎因子 IL-1β、IL-18 的产生，而异常的 NLRP3 可引起该炎症通路的异常活化，进而引起下游炎症通路的级联放大反应。

二、临床表现

- 诱因：寒冷刺激、精神压力、感染、创伤、睡眠障碍。

- 起病年龄：中位年龄为 0.8 岁，晚发型可在 50 岁以后起病。

- 病程：既可为急性病程，也可为慢性病程，二者比例约为 2：3。

- 皮损特点：荨麻疹样皮损或水肿性红斑或丘疹，通常不伴瘙痒，部分患者皮损可伴有疼痛，好发于躯干或下肢。

- 皮肤外症状：发热、乏力、易激惹；关节炎、关节痛、骨骼发育异常、干骺端钙化；间质性角膜炎、结膜炎、巩膜外层炎；感觉神经性耳聋；无菌性脑膜炎、脑萎缩、认知障碍等。

- CAPS 依其严重程度可分为轻、中、重型，其中轻型又常被称为家族性寒冷性自身炎症综合征（familial cold autoinflammatory syndrome，FCAS），中型 CAPS 又被称为 Muckle-Wells 综合征（Muckle-Wells syndrome，MWS），而新生儿起病的多系统炎症性疾病（neonatal-onset multisystem inflammatory disease，NOMID）则属于重型；不同类型的临床表现请见表 7-1。

表 7-1　CAPS 的临床表现与特征

	轻型（FCAS）	中型（MWS）	重型（NOMID）
起病时间	＜ 6 个月至成年	幼儿期至成年	出生后即发生
家族史	通常阳性	通常阳性	通常阴性
急性发作	是	是，但可有持续性症状	是，但可有持续性症状
寒冷诱因	是	可能存在	罕有
皮肤症状	寒冷诱发的荨麻疹样皮损	荨麻疹样皮损	荨麻疹样皮损
发热	寒冷刺激后 6 ～ 24 h 可能出现	儿童期常见	是
疲劳感	罕见	是	是
听力障碍	否	是	是
眼部症状	结膜炎	结膜炎、巩膜外层炎、视盘水肿、视乳头水肿	结膜炎、巩膜外层炎、视盘水肿、视乳头水肿
骨骼肌肉症状	肌痛、关节痛	肌痛、关节痛、寡关节炎	肌痛、关节痛、关节炎、骨生长过度、下肢不等长等
中枢神经系统症状	头痛	头痛、间歇性无菌性脑膜炎	头痛、慢性无菌性脑膜炎、脑萎缩

　　FCAS：家族性寒冷性自身炎症综合征（familial cold autoinflammatory syndrome）；MWS：Muckle-Wells 综合征（Muckle-Wells syndrome）；NOMID：新生儿起病的多系统炎症性疾病（neonatal-onset multisystem inflammatory disease）。

三、辅助检查

- 白细胞计数、中性粒细胞计数、CRP、ESR 及血清淀粉样蛋白 A 升高。
- 皮肤组织病理学检查：血管周围中性粒细胞浸润伴碎核，可伴有嗜酸性粒细胞浸润，但不具备血管炎的典型表现。
- 基因检测：*NLRP3* 基因突变。
- 其他可能出现异常的检查：神经行为认知测试、头颅 MRI 检查、骨骼 X 线或 MRI 检查等。

四、诊断标准

- 主要标准：炎症指标升高（CRP、ESR 或血清淀粉样蛋白 A）。
- 次要标准：①荨麻疹样皮损；②寒冷或精神压力诱发；③慢性无菌性脑膜炎；④感觉神经性耳聋；⑤骨骼肌肉系统异常（关节炎、关节痛或肌痛）；⑥骨骼畸形。
- 需同时满足主要标准，并满足 2 条或 2 条以上次要标准方可诊断。

五、治疗

- 抗 IL-1 治疗：阿那白滞素是短效重组 IL-1 受体拮抗剂，可通过阻断 IL-1α、IL-1β 与 IL-1 受体的结合而发挥治疗作用。卡那单抗是全人源化抗 IL-1β 的单克隆抗体，相关研究同样证实其治疗 CAPS 具有良好的疗效及安全性。
- 支持治疗：由于寒冷刺激是 CAPS 发病的重要诱因，因此保暖至关重要。同时，可应用非甾体抗炎药缓解患者发热、关节炎及关节痛等症状。糖皮质激素滴眼液或人工泪液可缓解眼部症状。助听设备可使听力受损的患者获益。

主要参考文献

[1] Bolognia JL，Schaffer JV，Cerroni L. 皮肤病学（第 4 版）［M］. 朱学骏，王宝玺，孙建方，等译 . 北京：北京大学医学出版社，2019.

［2］Gusdorf L，Lipsker D. Schnitzler Syndrome：a Review［J］. Curr Rheumatol Rep，2017，19（8）：46.

［3］Gusdorf L，Lipsker D. Schnitzler Syndrome：the paradigm of an acquired adult-onset auto-inflammatory disease［J］. G Ital Dermatol Venereol，2020，155（5）：567-573.

［4］Welzel T，Kuemmerle-Deschner JB. Diagnosis and management of the cryopyrin-associated periodic syndromes（CAPS）：What do we know today［J］? J Clin Med，2021，10（1）：128-145.

［5］Kuemmerle-Deschner JB，Ozen S，Tyrrell PN，et al. Diagnostic criteria for cryopyrin-associated periodic syndrome（CAPS）［J］. Ann Rheum Dis，2017，76（6）：942-947.

（撰写：陈玉迪　审校：杨敏）

常年的反复风团与剧烈瘙痒对慢性荨麻疹患者的生活常常会造成极大困扰，进而引起患者的焦虑或抑郁情绪。越来越多的研究提示，荨麻疹患者更易合并精神心理疾病。近年来，关于"神经-免疫-内分泌"网络的研究也为这一现象提供了病理生理学上的理论依据。另外，慢性荨麻疹的发病与自身免疫功能紊乱相关，与健康人群相比，荨麻疹患者更易合并多种类型的自身免疫性疾病，特别是对于成年女性患者及具有自身免疫性疾病家族史的人群，合并概率尤为显著，因此需对易感人群进行相关筛查以协助诊断。以下列举一些荨麻疹常见的伴发疾病。

一、精神心理疾病

- 荨麻疹，特别是慢性荨麻疹患者，常年遭受风团及瘙痒的困扰，可能影响患者的日常工作及社交，造成睡眠不足，导致患者情绪不佳等，严重影响患者的生活质量。
- 越来越多的研究提示慢性荨麻疹与精神心理疾病的发生存在相关性。慢性荨麻疹患者最常见的精神心理疾病为睡眠-觉醒障碍，其在慢性荨麻疹患者中的发病率约为36.7%；其次为焦虑症，在慢性荨麻疹患者中的发病率约为30.6%；此外，心境障碍、躯体症状的发病率均高于健康人群。
- 在慢性荨麻疹的诊治中，需要与精神科医生合作，尽早识别并诊治合并的精神心理疾病。

二、特应性皮炎

- 特应性皮炎（atopic dermatitis，AD）是一种慢性、复发性、炎症性皮肤病。患者往往合并其他过敏性疾病，如过敏性哮喘、过敏性鼻炎及过敏性结膜炎等，患者的血清 IgE、过敏原特异性 IgE 以及外周血嗜酸性粒细胞可升高。在临床中，我们注意到，特应性皮炎患者中出现荨麻疹——特别是人工荨麻疹的情况十分常见，尽管目前对其发生率尚无可靠的临床研究。

- 特应性皮炎的发病机制主要涉及 Th2 炎症通路的异常活化，而 Th2 相关细胞因子如 IL-4、IL-13 等可作用于 B 细胞诱导 IgE 的合成与释放，Th2 相关细胞因子在荨麻疹的发病中同样具有重要作用（详见第二章），即二者在免疫学发病机制上具有相关性。

三、自身免疫性甲状腺疾病

- 自身免疫性甲状腺疾病（autoimmune thyroid disease，AITD）实际为一疾病谱，包括桥本甲状腺炎、Graves 病等。其发病涉及遗传、免疫及环境等多方面因素，其中甲状腺自身抗体在发病中发挥关键作用。

- 国外相关研究报道，慢性荨麻疹患者与健康人群相比，更易出现甲状腺功能异常，其中甲状腺功能减退及桥本甲状腺炎相对更常见，且这一特点在成年女性患者中更加突出。

四、系统性红斑狼疮

- 系统性红斑狼疮（systemic lupus erythematosus，SLE）是一种累及全身多个系统的自身免疫性疾病，其发病机制复杂，其中异常的自身抗体介导的免疫功能紊乱是发病过程中的重要环节。

- 国外研究报道，荨麻疹或荨麻疹样皮损在 SLE 患者中较为常见，甚至曾报道约 1/4 的 SLE 患者曾出现过荨麻疹样皮损，因此，有学者认为荨麻疹或荨麻疹样皮损可为某些 SLE 患者的早期皮肤症状，为明确诊断，对此类患者可行抗双链 DNA 抗体、抗核抗体、抗 SM 抗体、抗心磷脂抗体等的筛查。

五、其他

- 曾报道在慢性荨麻疹患者人群中发病率升高的疾病还包括类风湿性关节炎、乳糜泻、1 型糖尿病、白癜风等。

主要参考文献

［1］Konstantinou GN，Konstantinou GN. Psychiatric comorbidity in chronic urticaria patients：a systematic review and meta-analysis［J］. Clin Transl Allergy，2019，23（9）：42-54.

［2］Kolkhir P，Borzova E，Grattan C. Autoimmune comorbidity in chronic spontaneous urticaria：A systematic review［J］. Autoimmun Rev，2017，16（12）：1196-1208.

［3］Kolkhir P，Metz M，Altrichter S，et al. Comorbidity of chronic spontaneous urticaria and autoimmune thyroid diseases：A systematic review［J］. Allergy，2017，72：1440-1460.

［4］Kolkhir P，Pogorelov D，Olisova O，et al. Comorbidity and pathogenic links of chronic spontaneous urticaria and systemic lupus erythematosus--a systematic review［J］. Clin Exp Allergy，2016，46（2）：275-287.

［5］中华医学会皮肤性病学分会免疫学组，特应性皮炎协作研究中心. 中国特应性皮炎诊疗指南（2020 版）［J］. 中华皮肤科杂志，2020，53（2）：81-88.

（撰写：陈玉迪　审校：杨敏）

第九章
荨麻疹病情的评价方法

目前，尚无客观、可靠且业界公认的生物标志物用于评估荨麻疹患者的疾病活动度或疾病控制情况，同样，也不存在相应的生物标志物用于监测治疗过程中的病情变化。因此，仅可应用相对主观的临床评估手段对病情进行较为恰当的评价。

第1节　患者报告结局评分系统

一、基本概念

目前，临床尚缺乏敏感度高、检测方便的免疫学标志物评估荨麻疹患者的病情和药物疗效。近年来，各国学者普遍使用患者报告结局（patient-reported outcomes）评分系统对荨麻疹患者进行疾病管理。患者报告结局能够全面记录疾病的症状、患者的主观感受以及疾病给患者带来的生活负担等，有利于医务人员全程评估患者的治疗过程，寻求最佳的治疗策略，同时促进临床试验规范化，为制订个性化的治疗方案和疗效评估提供参考。

二、七日荨麻疹活动度评分

七日荨麻疹活动度评分用于记录患者连续 7 日的皮肤风团数量和瘙痒严重程度，其为国际版和中国版荨麻疹指南推荐的用于评价慢性自发性荨麻疹疾病活动度的金标准。一方面，患者需每日对皮肤风团数量进行评分，若风团数量 > 50 个，则计为 3 分；若风团数量为 20 ～ 50 个，则计为 2 分；若风团数量 < 20 个，则计为 1 分；若无风团，则计为 0 分。同时需对瘙痒

严重程度进行评价，若为重度瘙痒且严重影响日常生活，则计为 3 分；若为中度瘙痒，则计为 2 分；若为轻度瘙痒即瘙痒对日常生活影响不大，则计为 1 分；若无瘙痒，则计为 0 分。将当日风团评分和瘙痒评分相加，即为当日的荨麻疹活动度评分，连续七日的得分之和即为七日荨麻疹活动度评分。评分范围为 0 ～ 42 分，得分越高提示患者病情越严重，疾病活动度越高。但七日荨麻疹活动度评分不适用于诱导性荨麻疹，同时它不包含对血管性水肿的临床评价。

三、血管性水肿活动度评分

血管性水肿活动度评分（angioedema activity score，AAS）适用于评估慢性自发性荨麻疹或慢性诱导性荨麻疹相关的血管性水肿症状的病情活动情况。该评分工具具有良好的信效度。AAS 要求患者每日评估 1 次，包含 5 个条目，评估内容为：① 24 h 内出现肿胀的次数；②肿胀期所引起的不适（如疼痛、灼热、瘙痒）的程度；③肿胀期日常活动受限程度；④肿胀期外表受到的影响；⑤总体肿胀严重程度情况。每个条目得分范围为 0 ～ 3 分。在临床上，为了获得更全面、可靠的血管性水肿活动情况，AAS 须至少连续评估 4 周。分数越高，血管性水肿活动越频繁。

在出现风团和血管性水肿的慢性自发性荨麻疹患者中，七日荨麻疹活动度评分可与 AAS 联合使用。在使用过程中，医生需要向患者明确说明风团和血管性水肿的区别，确保患者不会将两者混淆。

四、荨麻疹控制评分

荨麻疹控制评分（urticaria control test，UCT）也是可用于评估荨麻疹疾病控制情况的问卷。该评分工具回顾性评价过去 4 周内疾病的控制情况。评估内容为：①荨麻疹症状（如瘙痒、风团）的发生情况；②生活质量的影响情况；③治疗方案不足以控制症状的频率；④总体疾病控制情况。总分为 0 ～ 16 分，得分越高则疾病控制情况越好，0 分提示疾病完全没有得到控制，16 分提示疾病得到完全控制。总分 ≥ 12 提示荨麻疹得到良好控制，得分 < 12 提示荨麻疹控制不佳。当 UCT 提高 3 分及以上时提示患

者当前的治疗方案有效，但这一分界值在中国人群中的适用性仍需进一步研究确定。

UCT 问卷简短，评分系统简单，极大提高了诊疗效率。患者就诊时用 1 min 即可完成，医生得到结果后能够立即做出明确的判断。若 UCT ≤ 11 分，则需要考虑调整治疗方案。另外，UCT 同样适用于有血管性水肿或慢性诱导性荨麻疹的患者。值得注意的是，虽然 UCT 的结果是准确的，但是提供的患者疾病信息较为简略。如果在临床工作中想要具体了解哪些症状目前仍存在，哪些生活环节对健康相关生活质量影响最显著，仍然需要联合使用其他评分工具。

五、血管性水肿控制评分

血管性水肿控制评分（angioedema control test，AECT）是直接评估血管性水肿控制情况的评分。该评分工具存在两个评估周期版本，分别是回顾性评价 4 周内（AECT-4wk）或 3 个月（AECT-3mo）内的控制情况，两个版本的问题设置一致。AECT 评估内容为：①血管性水肿发生的频率；②血管性水肿的生活质量损害程度；③血管性水肿的不可预测性对生活的影响；④采用目前的治疗方法血管性水肿的控制情况。得分范围为 0 ～ 16 分，得分越高提示血管性水肿的控制情况越好，0 分提示疾病完全没有得到控制，16 分提示疾病得到完全控制。目前，该评估工具尚未在中国人群中进行验证。与 UCT 问卷相似，AECT 评分同样具有简单易操作的优势，可与其他评估工具联合使用。

六、皮肤病生活质量指数

荨麻疹严重影响患者的生活质量，因此对于生活质量的评价十分重要。其中，皮肤病生活质量指数（dermatology life quality index，DLQI）适用于多种皮肤疾病相关生活质量的评估而不仅限于荨麻疹，因此使用该种评分方法可以将荨麻疹患者的皮肤病相关生活质量与患其他皮肤病的患者的生活质量相比较。

七、慢性荨麻疹生活质量问卷

慢性荨麻疹生活质量问卷（chronic urticaria quality of life questionnaire，CU-Q2oL）是首个针对慢性自发性荨麻疹患者生活质量而设计的问卷，该问卷经过汉化，在中国人群中进行信效度验证，结果显示适用性良好。CU-Q2oL 包含 23 个条目，从瘙痒、肿胀、对日常活动的影响、睡眠问题及外表影响等方面对过去 2 周内的疾病相关生活质量进行评估。

CU-Q2oL 不仅可以用问卷总分表示生活质量整体损害的情况，还可以利用某一方面（维度）分数来代表特定生活质量的损害。分数越高，则疾病对患者的影响越严重。CU-Q2oL 是慢性自发性荨麻疹特定的生活质量问卷，能够提供更详细的与病情相关的信息，敏感地捕捉疾病随时间和（或）不同治疗而引起的生活质量的变化。在初诊时，医生即可了解治疗前疾病的情况。

由于 CU-Q2oL 分数计算较为复杂，与 DLQI 或其他问卷相比，耗时更长。目前，如何根据问卷得分划分严重程度的级别尚无明确定论。另外，该问卷无法对血管性水肿或慢性诱导性荨麻疹的患者进行评估。

第 2 节　激发试验

目前对于诱导性荨麻疹，尚缺乏汉化版经过临床适用性验证的患者报告结局评估工具。然而，由于诱导性荨麻疹患者的临床症状可在某些外界刺激因素的作用下诱导再现，因此可以通过激发试验协助诊断并进行病情严重程度评估。

一、划痕试验

对于人工荨麻疹患者，可采用划痕试验协助诊断及病情评估。可选用一表面光滑钝头的物体（如压舌板等）垂直于皮肤表面轻轻滑动，通常可选用前臂屈侧或上背部皮肤作为检测部位。检测部位皮肤须无明显症状、无破损及感染。阳性反应患者通常在 10 min 后局部出现瘙痒性可触及的线状风团。

目前国外有标准化的人工划痕尺（FricTest®，Moxie 公司，德国），可用于检测不同强度划痕刺激下的皮肤反应情况，从而可对患者的疾病严重程度进行评价（彩图 9-1）。

二、寒冷激发试验

对于冷接触性荨麻疹患者，可采用寒冷激发试验协助诊断并进行病情评估。可采用传统的冰块试验，将冰袋置于患者前臂皮肤，但应注意需用薄纱布隔开，以避免因其直接接触皮肤导致冻伤，5 min 后移除冰袋，观察局部是否出现瘙痒性风团。

目前国外有标准化的温度测试仪可用于定量检测可诱发患者皮肤风团的临界温度阈值。温度测试仪（TempTest4.0®，Courage & Khazaka 公司，德国），以帕尔贴（Peltier）元件为基础，提供沿长轴分布的 4 ～ 44℃连续变化的温度梯度。测试时，患者前臂屈侧皮肤需紧贴帕尔贴元件 5 min，移除温度测试仪静置 10 min，观察是否出现风团（彩图 9-2）。

三、热激发试验

对于热接触性荨麻疹患者，可采用热激发试验协助诊断并评估病情。可采用传统的激发试验方法，如借助于热水袋等，同时应注意避免烫伤，局部接触皮肤 5 min 后移除热源，观察是否出现瘙痒性风团。

与冷接触性荨麻疹类似，对于热接触性荨麻疹，目前国外也可利用标准化的温度测试仪用于定量检测可诱发患者皮肤风团的临界温度阈值。测试时，患者前臂屈侧皮肤需紧贴帕尔贴元件 5 min，移除温度测试仪静置 10 min，观察是否出现风团。

四、压力激发试验

对于延迟压力性荨麻疹患者，可以采用压力激发试验协助诊断，如利用半悬挂状态的木棍或沙袋给予一定的压力作用于患者的皮肤（如肩部、大腿、背部、前臂），目前对于压力激发试验尚无统一的操作标准。

五、振动激发试验

对于振动性血管性水肿患者，可采用振动激发试验协助诊断，可利用实验室常用的涡旋振荡仪，将患者手掌或前臂皮肤置于涡旋震荡仪上部的台面 5 min，再等待 10 min 后观察患者皮肤是否出现肿胀情况。

主要参考文献

［1］陈玉迪，刘擘，宋晓婷，等 . 临界温度阈值检测在冷接触性荨麻疹中的临床应用［J］. 中华皮肤科杂志，2020，53（5）：352-355.

［2］于淼，陈玉迪，刘擘，等 . 中文版荨麻疹控制评分量表及信效度验证［J］. 中华皮肤科杂志，2020，53（7）：533-538.

［3］于淼，陈玉迪，刘擘，等 . 中文版慢性荨麻疹生活质量问卷（CU-Q2oL）信效度验证［J］. 中华皮肤科杂志，2020，53（12）：992-997.

［4］Karsten W，Frank S，Tomasz H，et al. Clinical measures of chronic urticaria［J］. Immunol Allergy Clin N Am，2017，37（1）：35-49.

［5］Bolognia JL，Schaffer JV，Cerroni L. 皮肤病学（第 4 版）［M］. 朱学骏，王宝玺，孙建方，等译 . 北京：北京大学医学出版社，2019.

［6］中华医学会皮肤性病学分会荨麻疹研究中心 . 中国荨麻疹诊疗指南（2022 版）［J］. 中华皮肤科杂志，2022，55（12）：1041-1049.

（撰写：陈玉迪　审校：杨敏）

第十章
荨麻疹的治疗策略

第 1 节　对因防护

积极寻找病因，消除诱因或可疑病因有利于荨麻疹自然消退。对诱导性荨麻疹患者，应避免接触相应诱发因素。对疑为与食物相关的荨麻疹患者，应鼓励患者记食物日记，寻找可能的食物过敏原并加以避免，特别是一些天然食物成分或某些食品添加剂可引起非免疫过程介导的荨麻疹。对怀疑药物尤其是非甾体抗炎药和血管紧张素转换酶抑制剂相关的荨麻疹患者，应避免使用该药或与该药物化学结构相似的药物。对怀疑与各种感染（如幽门螺杆菌）和（或）慢性炎症相关的慢性荨麻疹患者，可酌情考虑抗感染或控制炎症等治疗。

第 2 节　药物治疗

一、抗组胺药

荨麻疹治疗上首选第二代非镇静抗组胺药，常用的第二代抗组胺药包括西替利嗪、左西替利嗪、氯雷他定、地氯雷他定、非索非那定、阿伐斯汀、依巴斯汀、依匹斯汀、咪唑斯汀、苯磺贝他斯汀、奥洛他定等（详见表 10-1）。

治疗荨麻疹的药物血浆半衰期及用法用量详见图 10-1。

表 10-1　成人常用抗组胺药的用法用量

分类	药物	血浆半衰期（小时）	成人每日剂量
第一代抗组胺药	氯苯那敏	12 ～ 15	4 mg, Tid
	苯海拉明	4	25 ～ 50 mg, Tid
	多塞平	17	10 ～ 50 mg, Qn
	酮替芬	21	1 mg, Qn 或 Bid
	赛庚啶	不详	2 ～ 4 mg, Bid 或 Tid
第二代抗组胺药	西替利嗪	7 ～ 11	10 mg, Qd
	左西替利嗪	7 ～ 10	5 mg, Qd
	氯雷他定	8 ～ 11	10 mg, Qd
	地氯雷他定	19 ～ 35	5 mg, Qd
	非索非那定	17	180 mg, Qd
	阿伐斯汀	2 ～ 4	8 mg, Bid 或 Tid
	依巴斯汀	13 ～ 15	10 ～ 20 mg, Qd
	咪唑斯汀	13	10 mg, Qd
	奥洛他定	7 ～ 9	5 mg, Bid

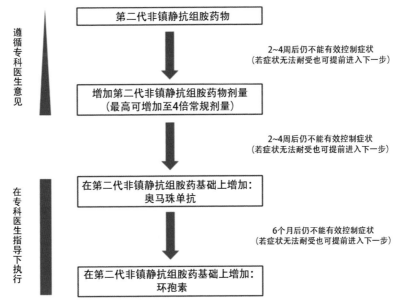

图 10-1　荨麻疹诊治策略：依据国际版荨麻疹指南，推荐采用标准剂量的第二代非镇静抗组胺药物进行治疗，若治疗效果不佳，可采用加倍剂量的抗组胺药物；若治疗效果仍不佳，则可升级为奥马珠单抗或环孢素等药物进行治疗

二、生物制剂

（一）抗 IgE 单抗

1. 奥马珠单抗（Omalizumab） 是一种抗 IgE 的重组人源化单克隆 IgG 抗体，与 IgE 的 C3 结构域结合形成三聚体或六聚体，导致 IgE 容易被吞噬细胞识别、吞噬、降解，降低游离 IgE 水平，导致肥大细胞和嗜碱性粒细胞表面的 IgE 高亲和力受体（FcεRI）表达下调，阻止效应细胞脱颗粒，阻止 IgE 介导的炎症反应，以阻断过敏反应的发生和发展。美国 FDA 已在 2003 年批准奥马珠单抗治疗年龄 ≥ 12 岁且对 H_1 抗组胺药治疗抵抗的慢性自发性荨麻疹患者。奥马珠单抗的耐受性良好，在二期、三期临床试验中不良反应事件轻微，最常见的为上呼吸道感染、头痛、关节痛等，且与安慰剂组的发生率不存在统计学差异，未报道药物相关严重不良反应。国内外指南推荐奥马珠单抗用于经抗组胺药物（包括高剂量抗组胺药）治疗后症状仍持续存在的荨麻疹患者。每 4 周给药一次，皮下注射使用 150 mg 或 300 mg 奥马珠单抗治疗可显著改善患者症状。对于成人患者通常选用 300 mg 起始剂量。

2. 利格利珠单抗（Ligelizumab） 是一种抗 IgE 的全人源化的 IgG1 单克隆抗体，能与 IgE 的 C3 结构域结合。与奥马珠单抗相比，它对过敏原引起的皮肤点刺试验的抑制能力更强，对循环嗜碱性粒细胞表面的 IgE 和游离 IgE 的抑制能力更强、作用时间更持久。

3. Quilizumab 是人源化抗 IgE 单克隆抗体，针对 B 淋巴细胞和浆细胞膜上的 IgE。该药物可有效地抑制肥大细胞及嗜碱性粒细胞的激活。

（二）抗 IL-5/IL-5R 单抗

贝那利珠单抗（Benralizumab）是抗 IL-5 受体单克隆抗体，能与嗜酸性粒细胞和嗜碱性粒细胞表面的 IL-5 受体的 α 链结合，通过抗体依赖细胞介导的细胞毒性作用导致炎症细胞的凋亡。美泊利单抗（Mepolizumab）、瑞替珠单抗（Reslizumab）是 2 种人源化的抗 IL-5 单克隆抗体。在临床试验中，这三种单抗对慢性自发性荨麻疹、慢性诱导性荨麻疹均有良好的疗效。

（三）抗 IL-4/IL-13R 单抗

靶向 IL-4R 和 IL-13R 的治疗，可通过抑制 IL-4 或 IL-13 细胞因子而抑制 Th2 相关的炎症通路。相关的单克隆抗体主要是度普利尤单抗（Dupilumab），该药物目前正在进行针对慢性自发性荨麻疹、慢性诱导性荨麻疹的临床试验。

（四）抗 CD20 单抗

利妥昔单抗（Rituximab）是一种嵌合抗 CD20 单克隆抗体。有报道对荨麻疹有一定疗效。该药物可作为难治性慢性荨麻疹患者的一种治疗选择，只是应用时对该药可能发生严重副作用方面需权衡考虑。

三、小分子药

小分子药物在临床应用中尚缺乏足够的经验。启动子 Syk 的抑制剂 GSK2646264，目前处于临床研究中。PI3K 抑制剂 CAL-101 和 CAL-263 目前在进行变应性鼻炎的临床试验。磷脂酰肌醇 3- 激酶（PI3K）不仅在 IgE 依赖的肥大细胞活化中发挥作用，而且对 kit 介导的信号通路也十分重要。SHIP-1 激活剂 AQX-1125 目前也处于临床研究阶段。上述药物可以阻断肥大细胞胞内信号传导，因此可能成为未来慢性荨麻疹的靶向治疗方法。

四、免疫抑制剂

（一）环孢素

常规剂量为每日 3 ～ 5 mg/kg，分 2 ～ 3 次口服。可完全或基本控制约 2/3 对抗组胺药抵抗的慢性荨麻疹，但只有 25% 的患者在治疗结束后 4 ～ 5 个月内不复发。用药需注意胃肠道反应、血压升高、肾损伤等不良反应，可于服药 1 周后监测血药浓度。

（二）其他常用的免疫抑制剂

甲氨蝶呤、环磷酰胺、吗替麦考酚酸酯、硫唑嘌呤等。

五、糖皮质激素

急性荨麻疹口服抗组胺药不能有效控制症状时，可选择糖皮质激素：泼尼松 30 ～ 40 mg/d，口服 4 ～ 5 天后停药，或相当剂量的地塞米松静脉或肌内注射，特别适用于重症或伴有喉头水肿的荨麻疹患者。慢性荨麻疹对常规治疗效果不佳者，可予泼尼松 0.3 ～ 0.5 mg/（kg·d）口服，好转后逐渐减量，通常疗程不超过 2 周。

第3节　其他治疗方法

一、自血疗法

自血疗法包括全血疗法、溶血疗法，都是通过刺激机体产生自身抗体，从而产生一种非特异性脱敏作用。该方法优势为无明显毒副作用，且与药物治疗无配伍禁忌，可联合应用。

二、针灸疗法

针灸疗法有调整人体免疫的作用，疗效确切的方法包括毫针、灸法、刺络放血、拔罐法、梅花针、火针法、粗针法、脐部疗法等。

第4节　特殊人群的治疗

一、儿童

首选无镇静作用的第二代抗组胺药，疗效不佳者可酌情增加剂量（按体重调整）。建议选择第二代非镇静抗组胺药中适合儿童的剂型，如口服液、滴剂、干混悬剂，需注意年龄限制（表10-2），新生儿、早产儿及＜ 6 个月婴儿应用抗组胺药尚缺乏循证医学证据。

表 10-2　儿童常用第二代抗组胺药的用法和用量

药物	已有剂型	使用年龄及用法用量
西替利嗪	滴剂、片剂（10 mg）	片剂 　　2～5 岁：5 mg Qd 或 2.5 mg Bid 　　6～12 岁：10 mg Qd 或 5 mg Bid 　　≥12 岁：10 mg Qd 滴剂 　　6～11 个月：2.5 mg Qd 　　12～23 个月：2.5 mg Qd 或 2.5 mg Bid 　　2～5 岁：5 mg Qd 或 2.5 mg Bid 　　≥6 岁：10 mg Qd 或 5 mg Bid
左西替利嗪	溶液、片剂（5 mg）	6 个月～5 岁：1.25 mg Qn 6～11 岁：2.5 mg Qn ≥12 岁：5 mg Qn
氯雷他定	糖浆、片剂（10 mg）	片剂 　　2～12 岁：体重≤30 kg，5 mg Qd 　　　　　　　体重＞30 kg，10 mg Qd 　　≥12 岁：10 mg Qd 糖浆 　　2～12 岁：体重≤30 kg，5 ml Qd 　　　　　　　体重＞30 kg，10 ml Qd 　　≥12 岁：10 ml Qd
地氯雷他定	糖浆、片剂（5 mg）	片剂 　　≥12 岁：5 mg Qd 糖浆 　　1～5 岁：1.25 mg Qd 　　6～11 岁：2.5 mg Qd 　　≥12 岁：5 mg Qd
非索非那定	片剂（60 mg、120 mg）	6～11 岁：30 mg Bid ≥12 岁：180 mg Qd
依巴斯汀	片剂（10 mg）	2～5 岁：2.5 mg Qd 6～11 岁：5 mg Qd ≥12 岁：10～20 mg Qd
咪唑斯汀	片剂（10 mg）	≥12 岁：10 mg Qd

二、孕妇和哺乳期妇女

原则上妊娠期应尽量避免使用抗组胺药。如症状严重，在权衡利弊情况下可选择相对安全的第二代抗组胺药，如氯雷他定、西替利嗪和左西替利嗪，建议在妊娠中3个月和末3个月使用。所有抗组胺药都可能经乳汁分泌，哺乳期应首选无镇静作用的第二代抗组胺药。生物制剂方面，妊娠期使用奥马珠单抗相对安全，在抗组胺药疗效不佳时可酌情使用。而哺乳期间该药物对于婴儿的风险不能排除，故不支持哺乳期女性使用。度普利尤单抗在孕妇使用的数据有限，有可能从母体经胎盘传输至发育中的胎儿，只有证明潜在获益大于胎儿潜在风险时才可以使用。哺乳期女性能否使用度普利尤单抗尚缺乏明确的研究证实。利妥昔单抗不推荐用于妊娠期和哺乳期妇女，余生物制剂尚缺乏足够的研究。

三、肝、肾功能不全

氯雷他定、依巴斯汀等主要通过肝脏代谢，西替利嗪等经由肾脏代谢，出现肝肾功能不全时，这些药物应酌情减量或换用其他种类的抗组胺药。肝功能不全患者应避免使用雷公藤多苷、甲氨蝶呤等药物，肾功能不全患者应避免使用环孢素等药物。生物制剂在肝肾功能不全的患者中尚缺乏足够的研究，目前无特别的剂量调整建议，在肝肾功不全患者中应谨慎应用。

四、肿瘤患者

首先应该明确有极少部分慢性荨麻疹的发生是由于恶性肿瘤导致的，故此种情况应以针对癌症本身进行治疗为主。对于肿瘤合并荨麻疹的患者使用抗组胺药目前存在一定争议，组胺在不同种类的肿瘤中可能有促进或抑制肿瘤细胞生长的作用，部分研究报道抗组胺药对恶性肿瘤的生长有一定刺激作用，因此是否予恶性肿瘤患者抗组胺药治疗荨麻疹应该充分地权衡利弊后决定。合并恶性肿瘤的荨麻疹患者使用奥马珠单抗治疗是相对安全的，目前尚无不良反应的报道。糖皮质激素、免疫抑制剂及除奥马珠单抗外的生物制剂在肿瘤合并荨麻疹的治疗作用尚缺乏足够的研究，临床中应综合考虑患者的整体情况后再决定是否使用。

主要参考文献

［1］中华医学会皮肤性病学分会荨麻疹研究中心．中国荨麻疹诊疗指南（2022 版）［J］．中华皮肤科杂志，2022，55（12）：1041-1049．

［2］赵辨．中国临床皮肤病学［M］．2 版．南京：江苏凤凰科学技术出版社，2017．

［3］Bolognia JL，Schaffer JV，Cerroni L．皮肤病学（第 4 版）［M］．朱学骏，王宝玺，孙建方，等译．北京：北京大学医学出版社，2019．

［4］陈玉迪，耿鹏，赵嘉惠，等．慢性自发性荨麻疹：奥马珠单抗治疗作用机制与疗效评估［J］．中华皮肤科杂志，2019，52（9）：652-655．

［5］Chen YD，Maurer M，Yu M，et al. Addition of omalizumab to antihistamine treatment in chronic urticaria：A real-world study in China［J］. Ann Allergy Asthma Immunol. 2020，125（2）：217-219．

［6］Lebwohl Ma，Heymann WR，Berth-Jones J，et al. 皮肤病治疗学——循证治疗策略［M］．张建中译．北京：人民卫生出版社，2022．

［7］Zhao Z，Cai T，Chen H，et al. Expert consensus on the use of omalizumab in chronic urticaria in China［J］. World Allergy Organ J，2021，14（11）：100610．

［8］中国儿科相关医学专家组．儿童合理应用口服 H1 抗组胺药的临床实践指南（2022 年版）［J］．中国循证医学杂志，2022，22（12）：1365-1374．

（撰写：杨坤　刘琬　审校：陈玉迪　杨敏）

彩　图

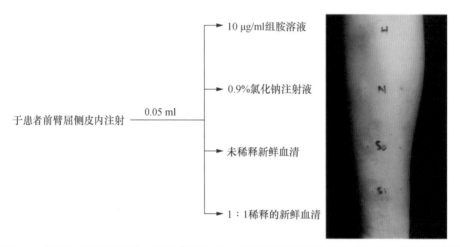

于患者前臂屈侧皮内注射 —— 0.05 ml ⎱
　　　　　　　　　　　　　　→ 10 μg/ml组胺溶液
　　　　　　　　　　　　　　→ 0.9%氯化钠注射液
　　　　　　　　　　　　　　→ 未稀释新鲜血清
　　　　　　　　　　　　　　→ 1∶1稀释的新鲜血清

图 2-1　自体血清皮肤试验：取患者的自体血清于前臂屈侧进行皮内注射，并以组胺溶液作为阳性对照，生理盐水作为阴性对照

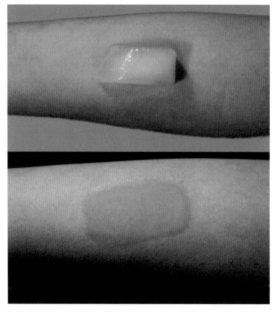

图 3-1　冷接触性荨麻疹：接触冰块后出现，于手臂接触部位出现风团且伴有明显瘙痒

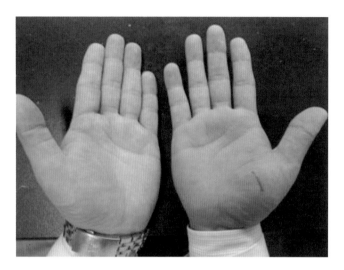

图 3-2　振动性血管性水肿：皮肤经振动刺激后数分钟内出现局部红斑和水肿伴有瘙痒
（照片由北京大学第一医院皮肤科 赵作涛教授提供）

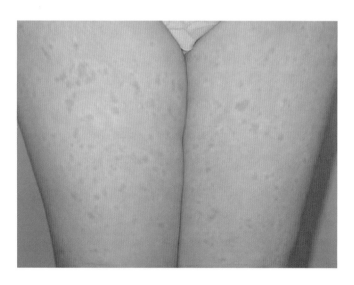

图 3-3　胆碱能性荨麻疹：该患者经运动刺激后，出现泛发直径 1 ～ 3 mm 的圆形丘疹
样风团，周围有程度不一的红晕

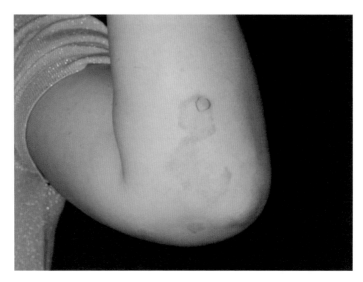

图 5-1　荨麻疹性血管炎：荨麻疹性血管炎皮损形似自发性荨麻疹，只是持续时间更长，常呈环状或花瓣状

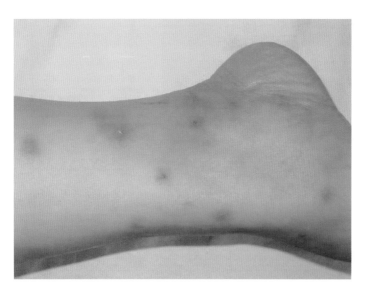

图 5-2　丘疹性荨麻疹：表现为红色风团样丘疹，直径 1 ～ 2 cm，呈纺锤形或圆形，中央常有丘疱疹、水疱或大疱

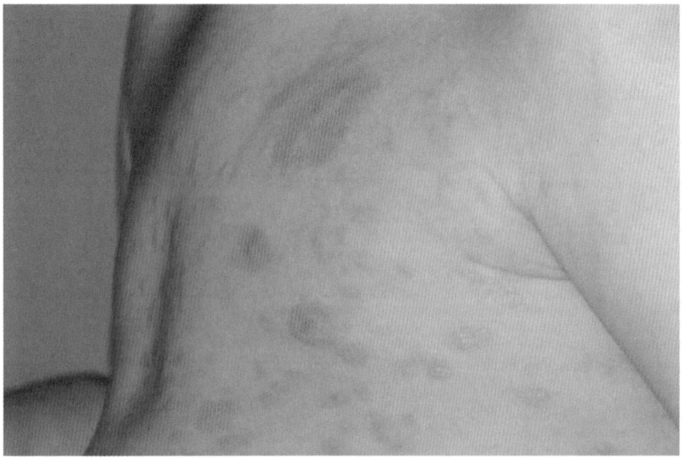

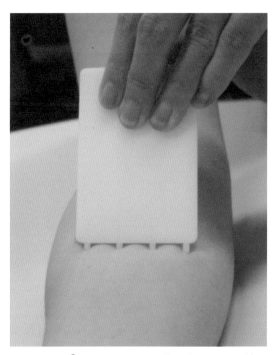

图 5-3　色素性荨麻疹：色素沉着性斑丘疹，在皮损上轻微摩擦即可出现风团（Darier 征）

图 9-1　人工划痕尺（FricTest®，Moxie 公司，德国）：可用于检测不同强度划痕试验下的皮肤反应情况，从而可对人工荨麻疹患者的疾病严重程度进行评价

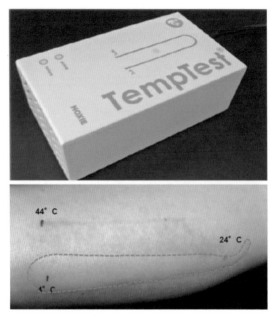

图 9-2　温度测试仪（TempTest 4.0®，Courage&Khazaka 公司，德国）：可用于协助诊断冷接触性荨麻疹和热接触性荨麻疹，其可提供沿帕尔贴元件长轴分布的 4 ～ 44 ℃连续变化的温度梯度，观察患者皮肤接触后是否被诱导出现风团